BIRCHER-BENNER
RATGEBER FÜR TUMORKRANKE
UND TUMORGEFÄHRDETE

BIRCHER-BENNER-RATGEBER

RATGEBER FÜR NERVENSCHWACHE
So heilt man vegetative Dystonie

RATGEBER FÜR BANDSCHEIBENKRANKE
So behandelt man erfolgreich Rückenschmerzen

RATGEBER FÜR NATURHEILKUNDE
Heilen ohne Gift

RATGEBER FÜR ÜBERGEWICHTIGE
Schlank und rank in 14 Tagen

RATGEBER FÜR SENIOREN
30 Jahre länger leben

RATGEBER FÜR DIABETIKER
Vital und lebensfroh trotz Diabetes

RATGEBER FÜR RHEUMA- UND ARTHRITISKRANKE
So behandelt man erfolgreich Rheuma und Arthritis

RATGEBER FÜR HERZINFARKT-PATIENTEN
So stärken Sie Ihr Herz nach dem Herzinfarkt

RATGEBER ALLERGIE
So heilt man Asthma, Heuschnupfen und andere Allergien

Bircher-Benner
Ratgeber
für Tumorkranke und
Tumorgefährdete

Dr. med. Klaus Mohr

So steigern Sie Ihre Abwehrkräfte gegen Krebs

Bircher-Benner-Verlag
Friedrichsdorf/Ts.

6. Auflage 1996

Printed in Germany
Titelentwurf: Manfred Schäfer, Neu-Isenburg
Gesamtherstellung: Echter Würzburg, Fränkische Gesellschaftsdruckerei und Verlag GmbH

Inhaltsverzeichnis

Einführung

Die Umstände waren mächtig; woran aber Joseph glaubte, war ihre Bildsamkeit durch das Persönliche.
(Th. Mann, Joseph und seine Brüder)

Dieses Buch geht von der häufig anzutreffenden Situation aus:
Nach der Operation oder einer anderen Primärbehandlung findet sich der Betroffene vor der Klinikspforte wieder, atmet die frische Luft, spürt Sonne, Wind und Regen, sieht die Bäume, hört die Vögel, spürt das Leben. Wie sein Leben weitergeht? Entscheidendes hängt da von ihm selbst ab, wie er sein Leben begreift, ergreift, wie er (sie) künftig an jedem Tag leben wird, wie er atmet, was er ißt, denkt, fühlt, wie er die kleinen Freuden, das Glück des Alltags neben allem Kummer finden wird.
Krebs – nach dieser Diagnose ist alles anders.

Der Krebs ist eine besondere Krankheit – anders und gefürchteter als andere. Er wird als besonders bedrohlich für Existenz und Wesen des Menschen empfunden. Eine mystische Scheu und Angst umgibt diese Krankheit – in unserem (angeblich) rationalen Zeitalter noch mehr als in früheren nicht so aufgeklärten Jahrhunderten. Viele Menschen erwarten gedrängt und gebannt irgendeine sensationelle Erfindung, die diese gefürchtete Krankheit besiegt. Dabei hat die moderne Medizin schon eine Reihe von großen Fortschritten und Erfolgen aufzuweisen. Eigenartigerweise hat sie den Menschen aber nicht die Angst nehmen können, eher im Gegenteil: Hochschulmedizinische Maßnahmen und Eingriffe werden oft genau so gefürchtet wie die Krankheit selbst – mitunter noch mehr.

Vor diesem Hintergrund beobachten wir einen endlosen erbitterten Streit um Methoden und Erfolge. Bei allem guten Willen – Leidtragender des Streites ist in erster Linie der Kranke, um den es doch eigentlich geht. Übliche Ratgeber hinterlassen in ihrer oft mechanistischen Einseitigkeit und ihren Versprechungen beim Leser einen zwiespältigen Eindruck.
Um es klar zu sagen: Wir verfügen über kein Wundermittel gegen den Krebs, wohl aber über fundierte vielversprechende Möglichkeiten, die sich gegenseitig ergänzen. Für den entscheidenden Durchbruch scheint aber ein neues Verständnis erforderlich. Diese besondere Krankheit scheint nicht mit unseren konventionellen Methoden der Krankheitsbekämpfung alleine zu überwinden – wenn diese auch unbestritten wichtig sind.

Um den Durchbruch zu gewinnen, brauchen wir ein neues Verständnis von Krankheit und Gesundheit, von Leben und Tod. Neues Verständnis heißt: nicht nur Informationen und Hilfen finden, sondern auch liebgewonnene Denkweisen, Gewohnheiten und Stützen aufgeben für Besseres.
Neue Ansätze zur Überwindung der Krebskrankheit erfordern daher neben immer besseren Methoden zur Behandlung dieses Leidens eine Lebensphilosophie, die die orthodoxe Medizin noch nicht vermitteln kann. Hierbei sind naturheilkundliche Therapien eine wertvolle praktische Hilfe, indem sie den Einzelnen aktivieren, indem sie die Lebenskräfte stärken und fördern.

Die Konzepte der naturwissenschaftlichen Medizin sind Methoden der Krankheitsbekämpfung. Obwohl diese Methoden schon sehr perfektioniert sind, zeigt sich doch, daß der kranke Mensch noch sehr viel weitergehender Hilfen bedarf – wie auch der gesunde. Das Problem der naturwissenschaftlichen Medizin ist ihre Krankeitsfixiertheit. Krankheit wird da – überspitzt ausgedrückt – zum Arzneimittelmangelsyndrom.

Wir können Krankheiten dann besser verstehen und kranke Menschen besser behandeln, wenn wir mehr über die Gesundheit und die gesunden Anteile des Menschen wissen. So gewinnt dann auch das Kranksein einen anderen Stellenwert und wir können besser damit umgehen.

Hochschulmedizin in ihrer Orientierung auf die Krankheit ist wichtig, aber unvollständig. Für einen wirklichen Fortschritt bedarf sie der Erweiterung, die das ganze Leben, den ganzen Menschen mit seinen immer vorhandenen gesunden Anteilen berücksichtigt. Das ist der Ansatz der Naturheilkunde. So entsteht ein Durchbruch, eine neue Medizin. Neu, obwohl deren Begründung schon längst gelegt ist: in der Natur des Menschen.
Das Leben des Menschen ist gefährdet. Die Krebskrankheit macht das erschreckend deutlich. Die Gefährdung wächst unter unnatürlichen Lebensbedingungen. Neben unserer hochentwickelten Krankheitsbekämpfung sollten wir uns wieder auf unsere gesunden Anteile und deren Förderung, auf die gesunde Lebensführung besinnen.
So ist der Ansatz des folgenden Textes zu verstehen: Die gesunden Anteile des Menschen fördern und stärken. Dieser für die Heilung außerordentlich wichtige Bereich wird von der Hochschulmedizin vielfach vernachlässigt. Sie weist dem Kranken eine passive Rolle zu.

Heilung finden ist aber ein aktiver Entwicklungsvorgang. Heilwerden ist eine Entwicklung, die nicht nur von außen kommen kann, sondern immer vom Einzelnen aktiv und bewußt zu gestalten ist. Die Naturheilkunde bietet dafür wichtige Hilfen.
Wie viele andere Krankheiten in unserer Zivilisation,

deren übliche Behandlungsweisen noch nicht optimal befriedigen, hat die Krebskrankheit einen chronischen Verlauf.

Chronischer Verlauf heißt: Der Ursprung der Erkrankung liegt bei ihrer Erkennung meist Jahre bis Jahrzehnte zurück. Sie ist in die Lebensgeschichte gewissermaßen eingewoben und nur selten so endgültig und akut bedrohlich, wie es von Laien meistens angenommen wird. Neben speziellen Therapien ist daher die gesamte Lebensweise für Entstehung und Verlauf außerordentlich wichtig. Neben akuten Interventionen wie Operation oder Bestrahlung ist langfristig die Art und Gestaltung des täglichen Lebens entscheidend. Hier gilt es, sich nicht passiv, angstbetäubt und gelähmt vor einem scheinbar übermächtigen Schicksal zu ducken, sondern das Leben in seiner Gefährdung nach besten Möglichkeiten zu gestalten. Anstatt die berechtigte Hoffnung zu enttäuschen durch vergebliches Warten auf Wundermittel, scheint es weitaus besser, die Möglichkeiten und Kräfte zu ergreifen, die in unserem Leben und unserer Natur liegen.

Dieses Buch möchte Möglichkeiten aufzeigen, etwas für sich selbst und gegen das Kranksein zu tun. Es soll kein Ersatz sein für Therapien, sondern Ergänzung, möchte Verständnis und Information vermitteln. Das Ziel ist: Aktiver eigener Einsatz für das Leben, auch in der Bedrohung durch Krankheit. Für die meisten bedeutet das: Änderung, oft radikale Änderung der bisherigen Gewohnheiten. Änderung ist nicht immer bequem, aber lohnend, wenn die Richtung stimmt. Es geht darum, heilende Kräfte wiederzufinden und sie zu stärken.

Die folgenden Texte sind nicht einfach zu lesen, sie sind aus der täglichen Auseinandersetzung mit der Krankheit und dem Bemühen um den Kranken, Mühe um den richtigen Weg entstanden. Daraus wird schon deutlich, daß einfache Patentrezepte nicht ausreichen. Gefordert ist der eigene mühevolle aktive Einsatz, die Herausforderung anzunehmen und das Leben zu gestalten und es neu zu gewinnen. Die Krebskrankheit ist eine absolute Grenzerfahrung, denn sie konfrontiert jeden Menschen mit der Endlichkeit des Lebens und mit Einschränkungen des Machbaren. Erstaunlicherweise erfahren die Betroffenen dabei immer wieder die Mobilisierung von bisher ungeahnten Kräften, die Belastungen in bisher ungeahnter Weise durchstehen lassen. Dabei sollten sie Unterstützung und Hilfe finden. Der Wert jeder Therapie ist daher auch daran zu messen, wie weit sie Hilfe zum Leben, Lebenshilfe sein kann.

Medizin braucht Technik und Medikamente, sie braucht naturwissenschaftliche Kenntnisse und Psychologie. Bei all dem darf sie nicht vergessen, nach dem Sinn des Menschen zu fragen, nach der Bedeutung ihrer Maßnahmen! Die Medizin braucht daher ganzheitliches Denken und Philosophie, zum Nutzen der Kranken.
Dieser Aspekt, von der konventionellen Medizin nicht überall sehr beachtet, von der Naturheilkunde seit jeher gepflegt, soll in diesem Büchlein besondere Berücksichtigung finden.

Noch immer nämlich fühlen sich die Kranken in ihrer Behandlung und vor allem danach mit ihren Lebensfragen unsicher, auf sich gestellt, alleingelassen.
Der Krebs erscheint uns als **die** Bedrohung, allenfalls noch übertroffen von der atomaren Apokalypse. Beiden Gefahren für das Leben ist das scheinbar ohnmächtige Ausgeliefertsein des Einzelnen gemeinsam. Krebs – nach einer solchen Diagnose ist nichts mehr wie vorher. Jedoch: der Mensch trägt Hoffnung in sich. Hoffnung, das eigene Leben zu verwirklichen, in allen Bedrohungen. Hoffnung, daß das Leben weitergeht, sinnvoll trotz allem.

Hoffnung auf Heilung, die nicht immer und allein von den etablierten Methoden kommt. Das kann vielleicht eine ganz andere Art von Heilung sein, als dem konventionellen Bild entspricht. Heilung, die nicht nur auf immer weiter perfektionierten Methoden der Krankheitsbekämpfung beruht, sondern auf einer anderen Einsicht. Dabei erscheinen die Methoden der konventionellen Medizin unverzichtbar, ihre Erfolge sind groß. Die Fülle an Informationen und Einzelkenntnissen, die sie hervorbringt, ist immens. Da tut es Not, ab und an innezuhalten und nach dem Wert der Kenntnisse und Maßnahmen für den Menschen zu fragen. Der Wissensstand ist riesengroß, selbst für den Spezialisten nur noch schwer übersehbar – und doch noch immer nicht befriedigend.

Wie soll sich der Kranke orientieren? Wichtiger noch als Detailinformationen über seine Krankheit dürfte die Einordnung in den Zusammenhang, die Frage nach dem Sinn und den Möglichkeiten des Lebens mit der Krankheit sein.
Hat man als Gesunder überhaupt das Recht, den Kranken über den Sinn seiner Krankheit zu beraten? Die naturwissenschaftliche Medizin meidet aus guten Gründen diesen Bereich. Ich meine: Wir haben kein Recht, Sinnfragen für den Kranken zu beantworten, wohl aber die Pflicht ihm beizustehen, auch auf Gebieten, in denen die naturwissenschaftliche Medizin keine Antwort gibt. Dies ist das Hauptanliegen dieses Büchleins. Das Wohl des Kranken erfordert es, alle Hilfsmöglichkeiten in Betracht zu ziehen, ohne primär nach Rechtfertigung im Doppelblindversuch zu fragen. Gleichzeitig ist allerdings vor obskuren Methoden zu warnen, um dem Kranken nicht zusätzlichen Schaden zuzufügen.

Zusätzlich zu ihrer existentiellen Not befinden sich heute viele Menschen, nicht nur die Kranken, in einer heillosen

Verwirrung und Verunsicherung. Zweifel am Überkommenen, Zweifel aber auch am Fortschritt lassen das Leben zum Irrgarten werden. Hektisch werden Leitlinien gesucht, Hilfskonstruktionen errichtet. Die innere Orientierung fehlt weitgehend. Krankheit läßt die bisherigen Hilfen fragwürdig und brüchig werden. Nicht selten wird die Krankheit zur Krise, aus der – neben allem Schweren – ein neuer Ansatz für das Leben entsteht. In diesem Büchlein soll der Versuch unternommen werden, dazu einige Hinweise und Orientierungsmöglichkeiten aufzuzeigen. Der unbefangene Umgang mit Krebskranken und der Krebskrankheit fällt nicht leicht. Er wird vermieden, vor allem in dieser Zeit, die gerne alles abschirmt, was unsere Behaglichkeit und den Wohlstand in Frage stellen könnte.

Dieses Büchlein möchte auch leise darauf hinweisen, daß derartiges Denken schließlich zu einer schweren, vielleicht katastrophalen Krise führen könnte. Denn dies geht am Leben vorbei. Leben ohne Leiden zu wollen, ist leider unrealistisch. Die rechtzeitige Beschäftigung mit diesen Fragen kann helfen, gegenüber dem Leiden nicht ohnmächtig und gegenüber dem Leben nicht blind zu werden.

> *„Jede Annahme von Leiden ist Annahme dessen was ist . . . Es ist unmöglich, sich dem Leiden zu verweigern, es sei denn, man verweigere sich dem Leben überhaupt."*
>
> *(D. Sölle)*

Diese Erfahrungen zu machen ist nicht leicht, keiner wird sie herbeisehnen. Aber indem wir sie nicht vermeiden (können), leben wir.

Die erwähnte Verdrängung des Leidens hat zur Folge, daß die Bedrohung durch Krankheit oft überhöht gesehen wird. Charakteristisch ist die oft gehörte Bemerkung: „Krebs – da ist alles aus". Tatsächlich sind die Chancen von Menschen, die sich aufgegeben haben, gering.

Im allgemeinen sind aber die realen Gefahren doch geringer als befürchtet. Wenn wirklich alle Möglichkeiten zur Überwindung der Krankheit kritisch und besonnen genützt werden, besteht durchaus **Anlaß** zur Hoffnung. Neuere hochschulmedizinische Methoden haben die Heilungschancen vergrößert. Durch eine Therapie des ganzen Menschen mit natürlichen Methoden sind sie noch erheblich zu erweitern.

Information, Aussprachemöglichkeiten, Akzeptierung des Gegebenen und Unumgänglichen, setzen Kräfte frei zum Einsatz für das Leben. Sie können entscheidend sein. Naturheilkunde fördert diese Kräfte.

Die Krebskrankheit – Herausforderung für Kranke und Gesunde

„Krankheit ist ein persönliches Ereignis. Sie besteht aus dem Individuum selbst."
A. Carrell

Kaum eine Krankheit beschäftigt die Menschen so sehr wie die Krebskrankheit. Kaum eine Krankheit ängstigt sie in dieser Weise. Die Forschungsanstrengungen sind riesengroß, die Veröffentlichungen kaum übersehbar. Kein anderes Leiden wird so kontrovers und heftig diskutiert.

In der Öffentlichkeit, unter Laien wird Krebs im allgemeinen als unheilbar angesehen – trotz aller berichteten Erfolge. Die Chancen für eine Befreiung von dieser Krankheit sind tatsächlich besser als bei manch anderen Leiden. Woher kommt dann diese besondere Beunruhigung und Angst, die die wirkliche Gefährdung noch weit übersteigt? In diesem Büchlein soll unter diesem Aspekt Information und Orientierungshilfe versucht werden und damit hoffentlich ein Beitrag zur Befreiung von übergroßer Angst. Angst und Krebs, Krebs und Angst sind ohnehin für viele fast gleichbedeutend. Eigenartigerweise haben die unbestreitbaren Erfolge der Hochschulmedizin bisher wenig angstbefreiend gewirkt. Die Kranken und ihre Angehörigen fragen nach wie vor nach alternativen Heilmethoden. Unbewußt erfühlen und ersehnen sie Methoden, die ihrer Natur gemäß sind.

Schulmedizin und Naturheilkunde werden von Laien und auch ihren eigenen Vertretern vielfach als Gegensätze verstanden, befeinden sich sogar. Der Kranke irrt in

seiner Not zwischen diesen Polen hin und her, völlig verunsichert. Diese Verunsicherung kann seiner Heilung kaum förderlich sein.
Die Schulmedizin mit ihren hochentwickelten und gut dokumentierten Methoden: Operation, Bestrahlung und Chemotherapien,
daneben die „alternativen" Ansätze: Ernährungsumstellung, Misteltherapie, Immuntherapie, Herdsanierung, Enzymbehandlung, Psychotherapie, Homöopathie, Anthroposophie,
ein verwirrendes „Angebot". Wie kann ein Laie verstehen und beurteilen, was dahinter steht, wie soll er sich da zurechtfinden? Und wenn er sich nicht zurechtfindet, die Angst: versäumt er dann nicht etwas? Für sein Leben, seine Gesundheit, die Gesundheit seiner Angehörigen?

Zu der Verunsicherung des Patienten hat sicherlich auch die erbitterte Auseinandersetzung zwischen Schulmedizin und Naturheilkunde beigetragen. Eine Auseinandersetzung, bei der manchmal der Eindruck entsteht, als ob es mitunter auch um persönliche Auffassungen und Interessen der Streitenden gehe. Dabei steht außer Zweifel: die Schulmedizin hat unbestreitbare Erfolge in der Behandlung der Krebskrankheit errungen, auf die zu verzichten nicht nur einseitig, sondern töricht wäre.

Die Hochschulmedizin hat große Erfolge in der **direkten** Tumorbekämpfung hervorgebracht. Allerdings belasten ihre Therapiemaßnahmen die Patienten teilweise stark. Die Erfahrung zeigt immer wieder, daß eine Erweiterung des lokalistischen Prinzips (= der direkten Tumorbekämpfung) um eine individuelle Behandlung des ganzen Menschen nicht nur bessere Therapieergebnisse bringt, sondern auch Nebenwirkungen konventioneller Therapie erträglicher macht. Naturheilkunde will die gesunden Anteile der kranken Menschen ansprechen und stärken, die in jedem Organismus angelegten Selbstheilungskräfte fördern. Davon wird später noch die Rede sein.

Viele Menschen warten immer noch auf den sensationellen Durchbruch, die neue Erfindung, die mit einem Schlag alle Probleme lösen und die Krankheit heilen soll. Diese Erwartung ist fragwürdig. Gleichzeitig werden die vorhandenen Hilfen vernachlässigt, weil sie zu mühsam oder nur zu einfach erscheinen. Eine problematische Denkweise. Jedes Zeitalter hat die Medizin praktiziert, die seiner Denkweise entsprach. In unserem Zeitalter ist dies eine materielle, mechanistische Medizin, die bei allem Nutzen selbstverständlich viele Probleme des Menschen nicht lösen konnte, sogar einige neue Probleme entstehen ließ. Eine ganzheitliche Erweiterung der Medizin hilft bei der Lösung derartiger Probleme.
Es bleibt aber festzuhalten: Keine Medizin kann die Probleme des Menschen für ihn lösen, wenn er passiv bleibt. Jeder ist selbst zur Mitarbeit aufgerufen. Vielfältige Hilfen sind vorhanden, wichtig ist die innere Bereitschaft, sie aufzunehmen.

Das individuelle Ziel: Heilung

Was bedeutet denn Heilung, Heilwerden? Müssen wir uns darüber nicht vor jeder Therapie klarwerden? Die rein naturwissenschaftliche Therapie hat es da leichter: meßbare Werte, wie Fünfjahresheilung, Zehnjahresheilung sind absolut anerkannt. Zweifellos sind sie auch sehr wichtig, aber ich meine: sie reichen nicht aus. Heilung bedeutet doch noch mehr: Heilwerden, Ganzwerden, Einswerden mit dem Leben und der inneren und äußeren Natur.
Leider muß man sagen: unsere so perfekte, erfolgreiche Medizin macht die Philosophie ihres Handelns nicht aus-

reichend deutlich. Die Frage nach dem Sinn wird häufig ausgeklammert. Sinnfragen gehören selbstverständlich auch nicht zum engeren Aufgabengebiet der naturwissenschaftlichen Medizin. Eine Erweiterung des naturwissenschaftlichen Heilungsbegriffes, die nicht alleine auf den Körper bezogen ist und auf einen definierten Zeitraum, ist daher wünschenswert. Eine solche Erweiterung des **Heilwerdens** ist nicht meß- und zählbar; sie ist nicht in Statistiken zu erfassen; sie **ist eine individuelle Entwicklung für jeden einzelnen Menschen:**

Heilwerden als Vorgang, der zum Leben führt, zum Akzeptieren von Lebensabläufen, zum Frieden mit sich selbst und der Umwelt, zum Abbau von Spannungen und Angst, zur Sinnfindung, kurz, zu einem möglichst glücklichen Dasein, sogar unter der Bedrohung durch die Krankheit. Unter günstigen Bedingungen kann Krankheit sogar als Auslöser einer solchen Entwicklung wirken, auch wenn sie zweifellos bittere Momente mit sich bringt.
Das ist eine sehr anspruchsvolle aber notwendige Forderung. Der Weg dahin ist immer mühsam, mit vielen Schwierigkeiten und Versuchungen gepflastert. Der Kranke wird ihn zunächst nur schwer sehen können.

Der Weg dahin ist nicht selbstverständlich, er ist vielfach nur mit Schwierigkeiten, Rückschlägen und Umwegen zu gehen. Das Ziel dieses Weges: befreit zu leben, rechtfertigt jedoch fast alle Widrigkeiten. Die naturwissenschaftliche Medizin hat sich unter Beschränkung auf den Körper ein bescheideneres Ziel gesetzt, das in seiner Bescheidenheit zu respektieren und in seiner Anstrengung hochzuachten ist. In seinem Nutzen für den Körper, nämlich der Verlängerung des Lebens, der Bekämpfung von Komplikationen und Schmerzen ist ihr Konzept wertvoll.
Naturheilkunde, Ganzheitsmedizin sollten nicht als

Alternative, nicht als Konkurrenz gesehen werden, sondern als komplementäres Prinzip: als Erweiterung. Gesundheit ist niemals ein statischer dauerhafter Zustand, der ein für allemal gegeben ist. Gesundheit ist eine Form der Lebensverwirklichung, die ständige Arbeit an sich fordert.

Das Wesen der Krebskrankheit

> *Man muß gewissermaßen das Wesen der Krankheit schon so erkennen können, daß man aus dem Wesen der Krankheit heraus sich eine Anschauung über den Heilprozeß bilden kann.* *R. Steiner*

Zunächst: **„Die"** Krebskrankheit gibt es überhaupt nicht. Wohl aber eine Gruppe von Erkrankungen, die wir umgangssprachlich wertend als „bösartig" bezeichnen. „Bösartig" soll heißen: das körperliche Leben ist bedroht. Bedroht durch Schmerz, Angst, Verkürzung. Diese Eigenschaften prägen die Auffassung der Menschen von der Krebskrankheit.

Schmerz: Das ist eine Erfahrung, die jeder von uns kennt, auch von weitaus banaleren Ereignissen, Zahnschmerzen etwa. Schmerz macht das Leben schwer erträglich. Wenn er groß ist, beinahe unerträglich. Es ist oft eindrucksvoll, zu erfahren, wie unter natürlicher Therapie Schmerzen schwinden.
Angst: Auch diese Empfindung ist äußerst quälend, bedrohlich. Sie ist wohl jedem aus vielen Lebenssituationen bekannt, bei der Krebskrankheit scheint sie besonders unmittelbar gegen das eigene Dasein gerichtet. Berechtigte Hoffnung und Orientierung hilft, sie zu überwinden.
Verkürzung des Lebens: Jeder weiß um die Endlichkeit

und Vergänglichkeit zumindest der körperlichen individuellen Existenz. Allerdings wird dieses Wissen vielfach verdrängt. Die Krebskrankheit macht uns unsere körperliche Begrenztheit, die Nichtigkeit vieler Pläne schmerzlich bewußt.

So ängstigt der Krebs viele Menschen, auch die, die sich beruflich-nüchtern damit befassen. Denn er erscheint geradezu als Feind, als Gegenteil des Lebens. Doch ist auch festzustellen: **Viele Krebserkrankungen verlaufen bei weitem nicht so bösartig, wie von Laien oft angenommen wird.** Es gibt Berichte von Tumoren, die **unbemerkt** Jahre und Jahrzehnte bestanden und nicht zum Tode führten.
Die Krebskrankheit beunruhigt stärker als andere vergleichbar schwere Krankheiten. Sie spricht Grundfragen unserer Existenz an. Viele körperlich gesunde Menschen leiden an Krebsangst.

Das besondere Wesen dieser Krankheit wird an all dem erkennbar. Oft wird der Krebs als heimtückisch bezeichnet: Lange Zeit unbemerkt breiten sich im Organismus eigene Zellen aus, die sich der Ordnung dieses Organismus nicht unterwerfen. Alle Vorstellungen vom Planen und Machen unserer Existenz werden dadurch fragwürdig.
Von den fundamentalen biologischen Zusammenhängen, aus denen diese Krankheit entsteht und verläuft, wissen wir noch immer wenig. August Bier, der berühmte und realistische Chirurg, hat gesagt: *Mit dem, was über den Krebs und seine Ursachen geschrieben wurde, kann man Bibliotheken füllen, aber der Inhalt geht auf eine Visitenkarte.* Jahrzehnte später (1978) schrieben kritische indische Ärzte (U. C. Kothari und C. A. Mehta): *Die ganze Mythologie über den Krebs ist zusammengefaßt nichts anderes als: Unwissenheit, begleitet von übertriebenen Behauptungen, übertriebenen Maßnahmen und übertriebenen Versprechungen.*

Wir wissen immer noch wenig über diese Krankheit, trotz großer Forschungsanstrengungen. Man sollte mit Skepsis denjenigen begegnen, die angeben, im endgültigen Besitz der Weisheit zu sein. **Das** Wundermittel gegen den Krebs gibt es nicht (genausowenig wie **den** Krebs, daher kann der Laie auch Krankheitsverläufe nicht einfach vergleichen). Empfehlenswert ist das Ausschöpfen aller geprüften Möglichkeiten, abgestimmt auf den Einzelnen.

Ein Nachholbedarf besteht im seelischen Bereich. Darüber wird später (s. S. 113) berichtet. Dem Krebs scheinen fundamentale Lebensirrtümer zugrunde zu liegen, erkennbar an den Zellen, die aus der Ordnung des individuellen Organismus heraustreten. Menschliches Fehlverhalten, z. B. das Zigarettenrauchen, aber auch der technische Fortschritt, der Carcinogene produziert, kann zur Krebsentstehung beitragen. Dahinter stehen grundlegende Lebensfehler, fehlgerichtetes Denken, die von der natürlichen Lebensordnung wegführen. Die Besinnung darauf, auf die natürliche Lebensordnung, und darauf aufbauende Kurskorrekturen sollten daher viel stärker berücksichtigt werden, als das bisher der Fall war. So ist eine wirkliche Erweiterung der derzeitigen Möglichkeiten zu erreichen. Dazu folgt später eine Reihe von Hinweisen.

Zunächst wollen wir uns den körperlichen Aspekten der Krebskrankheit zuwenden, die in der Regel im Vordergrund des Interesses stehen.

KREBSZELLEN VERLASSEN DIE ORDNUNG DES ORGANISMUS

Nach dem derzeitigen Ansatz und Erkenntnisstand der naturwissenschaftlichen Medizin nimmt die Krankheit ihren Ausgang von erkrankten Zellen. Diese **Zellen verlieren die Eigenschaft ihres Ursprungsgewebes, vermehren sich sehr stark und dringen in Nachbargewebe ein.** Sie können sich außerdem auf dem Lymph- oder Blutgewebe in andere Organe ausbreiten und dort Absiedlungen bilden. **Auffälligste Eigenschaft von Tumoren** ist demnach **unkontrolliertes Wachstum und Ausbreitung. Der Stoffwechsel der Tumorzellen ist verändert, statt Sauerstoffaufnahme und Oxydation,** wie in den Normalzellen, **überwiegt in der Krebszelle die sauerstofflose Energiegewinnung. Die erkrankten Zellen fügen sich nicht mehr der Ordnung des Gesamtorganismus.** Für den Organismus bedrohlich ist vor allem das unkontrollierte Wachstum, **so als würde ein fremder Organismus sich im Körper ausbreiten – auf dessen Kosten.** Zusätzlich bilden die erkrankten Zellen Stoffwechselprodukte, die dem Organismus nachteilig sind.

DER ORGANISMUS IST NICHT WEHRLOS

Allen diesen Vorgängen steht der „Wirtsorganismus" aber keineswegs hilflos und machtlos gegenüber. Die Tumorzellen können vom Körper als fremd erkannt, bekämpft und beseitigt werden, zumindest kurz nach ihrer Entstehung. An der Unterstützung dieser Abwehr setzen die natürlichen Therapiemethoden (auch im weiteren Verlauf) an, im Sinne einer Verbesserung der Selbstheilungskräfte. Die bisher entwickelten naturwissenschaftlichen – hochschulmedizinischen Verfahren (Operation,

Bestrahlung, Chemotherapie) zielen dagegen auf eine direkte Bekämpfung bzw. Beseitigung der Krebszellen. Der naturwissenschaftliche Ansatz ist daher „lokalistisch", indem er örtlich die sichtbaren Erscheinungen der Krankheit bekämpft. In den natürlichen Therapiemethoden kommt die Beachtung der Gesamtsituation des Patienten und seines inneren Milieus, seiner Abwehrkräfte hinzu. Leider finden bisher in der Praxis beide Methoden gewisse Grenzen. Die naheliegende Idee, beide therapeutischen Wege zu kombinieren, wurde in der Vergangenheit wenig praktiziert, nicht zuletzt aufgrund von Ideologien und beiderseitigen Vorurteilen. Nun beginnt über die Immunologie, die Lehre von dem Abwehrsystem des Körpers, eine zögernde Annäherung.

Die immunologische Tumortherapie steht der Lehre von den Selbstheilungskräften sehr nahe.

Bei intakter Immunfunktion kann ein Tumorleiden kaum entstehen. Solange unser Organismus von harmonischen Bilde- und Ordnungskräften des Körpers, unterstützt von integraler Nahrung, bis in den äußersten Winkel erfüllt ist, haben Tumorzellen kaum eine Chance zur Vermehrung oder Ausbreitung. Ständig erhöhte Adrenalin- bzw. Cortisolspiegel – infolge von Hoffnungslosigkeit oder chronischer Angst – schwächen die Immunfunktionen, ebenso manche Medikamente, z. B. Cytostatika, Antirheumatika, darunter auch Aspirin in höherer Dosierung. Degegen regt Aspirin (Acetylsalicylsäure) in kleiner Dosierung, 50–100 mg, das Immunsystem an und kann sogar Metastasierung verhindern.

Eine außerordentliche wichtige Substanz für die Immunaktivität ist die Desoxycholsäure (DCA), die von förderlichen Darmbakterien aus den Gallensäuren gebildet wird. Wenn die Desoxycholsäure fehlt, können die Makrophagen (weiße Blutkörperchen, die ihrerseits die T-Helfer-Lymphzellen herbeirufen) nicht optimal arbeiten. Deshalb ist die Besiedlung der Dickdarmschleimhaut mit ge-

sundheitsfördernden (DCA-bildenden) Bakterien so wichtig: s. S. 85 Symbioselenkung.
Chronische, unbewältigte Infekte, z. B. Zahnnebenhöhlen- oder Mandelherde, schwächen die Immunaktivität. Derartige Herde müssen unbedingt ausgeheilt werden, wiederum mittels einer gesundheitsfördernden Darmflora, notfalls auch operativ. Diesbezüglich unterstützende Mittel der Homöopathie sind Hepar sulfuris D6–D4, und Myristica sebifera D1–D2.
Wichtig ist die ausreichende Zinkversorgung (10–15 mg/Tag). Eisenmangel (im Blut gut nachweisbar: Serumeisenbestimmung) sollte eher knapp ausgeglichen werden, z. B. mit Kräuterblutsaft (Fa. Salus). Niemals Eisen ohne Zink substiturieren!
Von den Vitaminen ist die Folsäure (in **frischen** grünen Salaten und Gemüsen enthalten) die wichtigste tumorschützende Substanz. Tagesbedarf für Erwachsene: 400–800 mcg (= 0,4–0,8 mg). Die Folsäure kann die Tumoreigenschaft von Körperzellen um ein bis zwei Stellen zurückdrehen. Nächstwichtig ist das Betacarotin (reichlich in Aprikosen, Mango, Melonen, Brokkoli, Karotten, Petersilie und Spinat), das molekular-biologisch tumorschützend wirkt – ungeachtet der widersprüchlichen Ergebnisse zweier Studien an Zigarettenrauchern.
Viele Pflanzen enthalten weitere tumorschützende Substanzen, insbesonders Brokkoli, Alfalfa und Spirulina. Für die **tägliche** Zufuhr, noch ergänzend zur Vollwerternährung, sind diese Pflanzen als Preßlinge (Kräutertabletten) verfügbar.
Wichtig ist auch der rhythmisch geordnete Säure-Basen-Stoffwechsel, in Form von aufeinanderfolgenden Säure- und Basen-Fluten, zur Durchspülung und Entlastung des Bindegewebes. Säurebildend wirken Getreide (außer Hirse) und nahezu alle tierischen Produkte. Basenbildend wirkt u. a. pflanzliche Rohkost: Kartoffeln, Gemüse, Blattsalate und bedingt auch Obst und Früchte. Aufgrund

langfristiger guter Erfahrung empfehle ich die Einnahme eines Basenpulvers (z. B. Basica o. Alkavital) zur Nacht. Selbstheilung von Krebs erscheint möglich, sie findet im Früheststadium anscheinend ständig statt. Denn ständig entstehen Tumorzellen, die von einer funktionierenden Abwehr bekämpft werden. Vorbestehende Tumoren über Kirschkerngröße können vom Immunsystem alleine nicht mehr bewältigt werden.

Wenn es zur Tumorerkrankung kommt, ist daher eine vorangegangene Störung oder Überwindung des Immunsystems anzunehmen. Nach unseren derzeitigen Kenntnissen ist die Selbstheilung auf Frühstadien der Erkrankung beschränkt. Immer wieder wird einmal über „Wunderheilungen" bei schon fortgeschrittener Erkrankung berichtet. Wenn auch deren Zahl relativ sehr klein ist, sollten sie dennoch nicht angezweifelt werden. Eine übermächtige Aktivierung des Immunsystems dürfte an diesen Heilungen wesentlich beteiligt sein. Es ist bekannt und auch experimentell nachgewiesen, daß seelische Einflüsse über das Immunsystem wirksam werden.

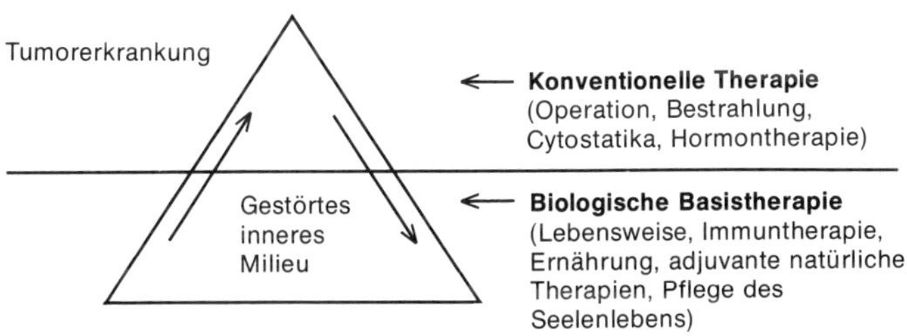

Häufig wird der manifeste Tumor bildlich als Spitze eines Eisberges beschrieben. Wenn dies auch nur eine symbolisierende Darstellung ist, macht sie doch verständlich: Therapie darf, um vollständig zu sein, nicht allein auf die Bekämpfung des „sichtbaren" Anteils beschränkt bleiben. Je später die Behandlung einsetzt, umso wichtiger wird in der Regel die konventionelle Therapie. Ohne die Behandlung des ganzen Menschen, ohne die Beachtung der biologischen Grundlagen bleibt jede spezielle Therapie unvollständig.

Unterschiedliche Sichtweisen der Krebskrankheit

Die offizielle Schulmedizin stellt die entartete Zelle und das daraus gebildete Tumorgewebe in den Mittelpunkt. Diese organ- und krankheitszentrierte Sicht- und Betrachtungsweise ist sicher nicht falsch. C. F. von Weizsäkker hat einmal gesagt: „Die Naturwissenschaft irrt nicht in dem, was sie aussagt, sondern in dem, was sie verschweigt".

Von naturheilkundlich orientierter Seite wird mehr die Gesamtsituation betrachtet, das innere Milieu.

Aus den verschiedenen Sichtweisen ergeben sich prinzipiell unterschiedliche Zugangswege zu Prävention und Therapie, die sich aber nicht prinzipiell ausschließen, sondern ergänzen können, ja müssen. Das gelingt allerdings nur, wenn der jeweils eigene Standort nicht zur Ideologie erhoben wird.

In der Vorgeschichte von Krebserkrankten finden sich auffallend häufig seelische Merkmale wie

- Hoffnungslosigkeit
- Verlassenheit
- Einsamkeit
- Selbstaufopferung und Selbstbeschuldigung
- Unterdrückung von Gefühlen, besonders des Ausdrucks von Ärger und Wut, daneben körperlich der Hinweis,
- „eigentlich niemals krank gewesen zu sein".

Der Schlüssel für die Verbindung der beiden Betrachtungen dürfte im Immunsystem liegen, denn – wie erwähnt – unterliegt es seelischen Einflüssen, aber auch dem Trainung durch ab und an auftretende Infekte. Jeder Schnupfen, jeder banale Infekt ist nicht nur unangenehm, son-

dern er aktiviert und trainiert eben auch das Abwehrsystem über den jeweiligen Infekt hinaus. Wichtige Konsequenz: der Infekt darf nicht von vornherein unterdrückt werden.
Obwohl diese Vorgänge noch weiterer Untersuchungen bedürfen, sollten sie doch schon in präventive und behandlungsunterstützende Konzepte mit einbezogen werden.
Medizin darf sich nicht allein als Bekämpfung kranker Zellen verstehen (woran ihre Effektivität häufig gemessen wird), sondern vornehmlich als weitblickende Behandlung von kranken und gefährdeten Menschen.

Der notwendige ganzheitliche Ansatz (der bei der Behandlung krebskranker Menschen unverzichtbar ist), kann daher nicht bei der entarteten Zelle stehenbleiben. Die kranke Zelle besteht ja nur in ihrer Beziehung zum Gesamtorganismus. Sie kann davon losgelöst nur unvollständig verstanden werden.
Weiterhin ist der Mensch nicht einfach als Summe seiner – gesunden oder gestörten – Körperfunktionen zu begreifen und als gesund oder krank zu klassifizieren. Gerade die seelisch-geistigen Anteile, die Beziehungen zur Umwelt, Sinnfragen machen das Sein, das Menschsein wesentlich aus. Wie häufig finden wir diese Daseinsaspekte beim Krebskranken gestört, von vornherein, später auch krankheitsbedingt.

Alle verantwortungsbewußten Ärzte beziehen diese Dinge mit ein. Allerdings klammert sie der rein naturwissenschaftliche Ansatz in seiner Beschränkung auf das Meß- und Zählbare aus. Es ist sicherlich ein Verdienst sogenannter Außenseiter, immer wieder darauf hingewiesen zu haben: Krebs ist eine Erkrankung des **ganzen** Organismus. Die Vielfalt der seelischen und körperlichen Funktionen mit ihren komplexen Wechselbeziehungen ist dem rein naturwissenschaftlichen Verständnis fremd. Es wäre ein großer Fehler, daraus zu schließen, daß es diese Beziehungen nicht gibt! Ganzheitliche Denkweise und Therapie ist notwendigerweise komplex. Das ist aber kein Freibrief für ungeprüfte, spekulative Therapien.

Aus ganzheitlicher Sicht ist Krebs eine Erkrankung des ganzen Menschen, nicht nur eine Entartung von Zellen seines Magens, seiner Gebärmutter, seines Blutes. Nicht nur ein Leiden seines Körpers. Wenn man die umweltbedingten und sozialen Faktoren bedenkt – und deren Auswirkungen, kann man sogar sagen: Krebs ist nicht allein individuelles Leiden er ist ein Problem der Familie, der gesamten Gesellschaft. Daraus entsteht ein umfassender therapeutischer Ansatz. Der lokalistische Ansatz erscheint bereits weitgehend perfektioniert. Weitere Fortschritte und Durchbrüche sind von dem ganzheitlichen Konzept zu erwarten.
Innerhalb des Körpers muß also der Blick über die erkrankte Zelle hinausgehen auf den Gesamtorganismus. Das Gewebe, das zwischen Zelle und Organismus vermittelt, ist das Bindegewebe (Mesenchym).

Die Bedeutung des Bindegewebes

In der anthroposophischen Medizin, die eine Reihe von – in ihrer Sprache – geisteswissenschaftlichen Beiträgen und daraus abgeleiteten Therapieempfehlungen hervorgebracht hat, ist der „Ätherleib" der Träger der Bildekräfte des Organismus. Diese Beiträge der anthroposophischen Medizin haben vielen Menschen Impulse gegeben. Andere können „nichts damit anfangen". Gestörte Bildekräfte liegen in dieser Sichtweise beim Krebsgeschehen vor. Das körperliche Äquivalent der Bildekräfte entspricht in etwa dem Bindegewebe. Bindegewebe ist der anatomisch definierte Begriff. Zwei Sprachen, zwei Erkenntnisebenen: Finden sich da nicht faszinierende Gemeinsamkeiten mit der Möglichkeit, den naturwissenschaftlichen Ansatz um eine neue zusätzliche Dimension zu erweitern? Im Hinblick auf die angestrebte Ganzheit auch erweitert um zusätzliche und therapeutische Möglichkeiten?

Aus naturwissenschaftlicher Perspektive ist das Bindegewebe unter anderem Träger des Immunsystems, der Abwehrfunktionen. Der Ätherleib wird in der anthroposophischen Lehre als Organisation seelisch-geistiger Kräfte im Körper beschrieben, von Bildekräften, die die Gestalt des Organismus bewirken. Die Bildekräfte des Körpers sind bei der Krebserkrankung fundamental gestört. Wenn auch diese Sprache für manchen schwer verständlich und fremd klingen mag, auch darin liegt ein Beitrag zur ganzheitlichen Erfassung der Krebskrankheit vor.

Das Mesenchym als Grund- und Bindegewebe der Organe wird von allen naturheilkundlich orientierten Lehren auch im Hinblick auf die Carcinomentstehung und -therapie besonders beachtet. Das ist verständlich, weil **alle Organe in ihrem Aufbau und ihrer Versorgung, also auch ihrer Funktion, vom Bindegewebe abhängig sind.** Denn die Bindegewebszellen sorgen für die Abwehr von Schädigungen und die „Reparatur“ geschädigter Organstrukturen. Leider kann das Bindegewebe selbst leicht geschädigt werden – schon durch relativ geringe Einwirkungen, wie die Beladung mit Giftstoffen, Fehlernährung oder auch durch seelische Einwirkungen: Schäden, die unter unseren Lebensbedingungen immer häufiger werden.

Nach der heute weithin anerkannten Überwachungstheorie, von der Wächterfunktion des mesenchymalen Systems gegen erkrankte („entartete“) Zellen, liegt hier ein **Schlüssel für die Verhinderung der Tumorentstehung und ein außerordentlich wichtiger Ansatzpunkt für die ganzheitliche Therapie.** Die wichtigen biologischen Methoden wirken auch über das Bindegewebe als Grundsystem, angefangen von der empfohlenen Ernährung bis hin zur Zelltherapie und der Misteltherapie.

Ursachen der Krebskrankheit und Ansätze zu ihrer Verhütung

Äußere Einwirkungen und inneres Milieu

Krebs wird häufiger, diese Meinung ist weit verbreitet. Als naheliegende Ursache werden die tiefgreifenden, sich schnell vollziehenden Veränderungen unserer Lebensweise mit all ihren Folgen in Betracht gezogen.
Von der naturwissenschaftlich geprägten Krebsforschung werden mögliche Ursachen vorwiegend in äußeren Einflüssen gesucht: Inzwischen sind hunderte von Carciongenen, möglichen Krebsauslösern, beschrieben. Bei manchen Menschen ist daraus fast eine Art von Verfolgungs- und Vermeidungswahn entstanden. Einschränkend ist dazu zu bemerken, daß die Carcinogene in der Regel als Cofaktoren anzusehen sind. Das heißt: **Die Krebsentstehung hängt nicht von den äußeren Einwirkungen alleine ab, sondern gleichzeitig von den Reaktionen des Körpers mit seinen Abwehrmöglichkeiten.** Dabei besteht allerdings kein Zweifel, daß der **Körper durch die Überflutung von außen vielfach überfordert ist.** Manche der äußeren Einflüsse sind unvermeidbar, viele wären zu vermeiden (z. B. das Zigarettenrauchen). Obwohl es eigentlich selbstverständlich ist, jedes überflüssige Carcinogen zu meiden, ist doch zu sagen: Bei weitem nicht jedes Carcinogen führt bei jedem zum Krebs. Die Schlüsselrolle liegt im Körper selbst. Immerhin stimmen amerikanische Zahlenangaben bedenklich, daß rund 80% der Krebserkrankungen umweltbedingt und verhaltensbedingt seien. Wenn man nur einen Teil davon verhüten könnte . . .
Die Aufzählung aller möglichen heute diskutierten Krebsursachen dürfte für den Leserkreis dieses Buches von fragwürdigem Nutzen sein. Da immer wieder Beun-

ruhigung durch sensationell aufgemachte Zeitungsberichte entsteht, sei dennoch eine Übersicht angegeben:

Viren:

In Tierversuchen wurden einige Tumorarten durch Virusübertragung ausgelöst. Kann man daraus für den Menschen ableiten, daß Krebs ansteckend wie eine Infektionskrankheit wäre?
Die Erfahrung mit den häufigeren Krebserkrankungen der Menschen spricht dagegen. Die Meidung von tumorkranken Menschen aus Angst vor Ansteckung ist damit nicht zu rechtfertigen. Pflegepersonal und Ärzte würden ansonsten viel häufiger an Krebs erkranken als die übrige Bevölkerung, das ist aber nicht der Fall. Eher steckt hinter der Meidung von Tumorkranken die mystische Angst vor dieser Krankheit, vor der Auseinandersetzung mit ihr.
Der Vollständigkeit halber ist zu sagen, daß einige wenige Viren (aus der Herpes-Gruppe) auffällig häufig in entarteten Geweben des Menschen gefunden werden. Doch scheint eine Übertragung nur unter ganz besonderen Bedingungen stattzufinden. Dem Virus kommt damit eine untergeordnete Bedeutung zu im Vergleich mit den Voraussetzungen, die im Organismus liegen.

Carcinogene – krebsauslösende Stoffe:

Seit der historischen Entdeckung von Sir Potts, daß Schornsteinruß bei Kaminfegern eine besondere Art von Hautkrebs hervorrufen kann, ist eine lange Liste von Stoffen entstanden, die carcinogen wirken können. Die Liste reicht von konzentriertem Alkohol über Asbestfasern, Teer und Vinylchlorid bis hin zum Zigarettenrauch. Sie umfaßt hunderte von Stoffen. Die Auslöserfunktion der verschiedenen Carcinogene ist nicht gleichartig, sie können über chronische Reiz- und Entzündungsphänomene oder direkte Einflüsse innerhalb der Zellen wirken. Charakteristisch für die meisten Carcinogene ist, daß sie nur bei langfristiger Einwirkung etwa am Arbeitsplatz oder bei ungünstigen Lebensgewohnheiten (Schnapstrinken, Rauchen), wirksam werden.

Sogar Substanzen, die als Medikamente gebraucht wurden, können an der Krebsentstehung beteiligt sein. Einige wenige Medikamente die – mangels besserer Alternativen – noch in Gebrauch sind, können in diesem Sinne schädigen – vorwiegend bei unsachgemäßem Gebrauch. Bekanntestes Beispiel dafür sind die Cytostatika, Mittel, die zur Krebsbehandlung eingesetzt werden. Das zeigt einmal mehr die Zweischneidigkeit dieser Erkrankung – und ihrer Therapie.
Doch muß man auch die Bedeutung der Carcinogene relativ, im richtigen Maß sehen. Entscheidend ist im allgemeinen – wie erwähnt – die Langfristigkeit ihrer Einwirkung. Schon aus diesem Grund sind die Ergebnisse von Tierversuchen kritisch zu beurteilen. Und: Carcinogene führen durchaus nicht bei jedem Menschen zur Krebserkrankung. Das zeigt erneut die große Bedeutung, die dem Organismus selbst mit seinen Ausgleichs- und Abwehrfunktionen zukommt. Naturgemäße Heil- und Verhaltensweisen können offensichtlich den negativen Einfluß unvermeidbarer Carcinogene verhindern oder ausgleichen.

Strahlen:

Die unterschiedlichen Strahlenarten (meistens wird dabei nur an die elektromagnetische Strahlung gedacht, wie Röntgenstrahlen) können sowohl heilend als auch krankmachend wirken: dosisabhängig. Die therapeutische Anwendung setzt daher Verantwortung, Wissen und große Erfahrung voraus. Selbst das Sonnenlicht, ohne das höheres Leben auf der Erde unmöglich wäre, schädigt bei „Überkonsum". Eigenartig scheint die Erbitterung, mit der über sogenannte Erdstrahlen gestritten wird. Diese Erbitterung scheint bei denjenigen, die geopathische Einflüsse so engagiert ablehnen, noch stärker als ihre rationalen Argumente.

Vererbung und Krebs:

Diese Frage wird immer wieder gestellt: Ist Krebs erblich? Wenn Vater oder Mutter an Krebs erkrankt oder gar gestorben sind, bin ich dann besonders gefährdet?
Die Antwort ist in der Regel: Nein. Die auslösenden Faktoren sind zu vielfältig. Zwar gibt es einige wenige, familiär gehäufte Krankheiten, die mit einem hohen Tumorrisiko einhergehen (die familiäre Polyposis, die Recklinghausensche Krankheit). Diese Leiden sind sehr selten. Daneben gibt es sicherlich erbliche Besonderheiten, vor allem ein weniger gut funktionierendes Abwehrsystem, doch überwiegen in der Regel die Einflüsse der individuellen Lebensführung und -einwirkungen.

Bei allen – oft ideologisch motivierten – Diskussionen über Krebsursachen bleibt zu bedenken: Die Entstehung der Krebserkrankungen ist – zumindest bisher – mit einem einfachen Ursachen-Wirkungs-Prinzip nicht hinreichend zu erklären. So löst im Einzelfall zum Glück nicht jedes Carcinogen, nicht jede Strahleneinwirkung einen Tumor aus. Dies ist zwar kein Argument, sich – ohne Not – schädigenden Einflüssen auszusetzen. Letzten Endes wird deren Menge und Einwirkungszeit (Dosis) von großer Bedeutung sein. Kleine Dosierungen schützen, größere

Einwirkung schadet. Doch sollte man über den Einwirkungen von außen nicht die inneren Bedingungen des Organismus vergessen: Was hält uns gesund?

Innere Gesundheitsfaktoren

Die Domäne der Schulmedizin ist die Erforschung der Krankheiten. Die Naturheilkunde fragt primär nach den Faktoren für Gesundheit. Es ist bestimmt gut, auch in Krankheitsphasen nach gesundheitsfördernden Strukturen zu suchen.
Schon die einfache Beobachtung zeigt: ein und dieselbe Einwirkung von außen macht den einen krank – während der andere gesund bleibt. Finden Sie unvoreingenommen die Ursachen dafür: Was hält Sie gesund? Was macht Sie krank?
Die oberste Etage (nicht nur räumlich) der Lebensentscheidungen ist das Gehirn: gewissermaßen die Chefetage. „Wir sind der Stoffwechsel unserer Gedanken und Gefühle" (Derek Chopra). In der anthroposophischen Medizin wird die Krebskrankheit als Ausdruck geschwächter Durch-Seelung und gestörter Bildekräfte des Organismus verstanden, als Folge von andauernder Dunkelheit im Körper (vgl. die Biophotonentheorie von F. Popp: gestörte Kommunikation zwischen den Körperzellen). Wie können wir den Körper gut und gesund beseelen? „Denk positiv" empfehlen Bestsellerautoren aus den USA und den deutschsprachigen Ländern. Ganz schön. Wie können wir aber positiv denken, wenn äußere Umstände und Begegnungen überwiegend destruktiv erscheinen? „Mit dem Herzen denken" hat uns die Äbtissin Hildegard von Bingen geraten. „Und mit dem Verstand fühlen" hat Theodor Fontane ergänzt. Eine neue, bessere Perspektive.
In der zweiten Hälfte unseres Jahrhunderts hat A. Anto-

novsky (Universität von Tel Aviv) aufgrund seiner Untersuchungen an Menschen, die Konzentrationslager, Emigration oder Krebskrankheit überlebt haben, deren besondere Fähigkeiten zum Gesundbleiben trotz schwerster Belastungen erforscht. Dabei fand er diese drei – miteinander verbundenen – Eigenschaften:

1. Die Fähigkeit, in Anforderungen und Belastungen einen **Sinn** zu finden.
2. Die Fähigkeit zur **Bewältigung** mittels Erschließung innerer und äußerer Quellen der Lebensenergie.
3. Die Fähigkeit, äußere Belastungen als **Chance für konstruktives inneres Wachstum** zu sehen.

Aus der Verbindung dieser lebensrichtigen Fähigkeiten kristallisiert sich (nach Antonovsky) als **zentrale gesundheitsbildende Eigenschaft** heraus:

der **Sinn für Zusammenhang und Zugehörigkeit**
(Sence of Coherence)

Diesen Sinn können wir alle entwickeln – trotz aller Belastungen: wenn wir ihn wollen.

Hier beginnt die persönliche Willensentscheidung jedes einzelnen, ohne Ausrede, Verschiebung oder Projektion auf Äußeres, geduldig annehmend, aber souverän und gelassen:

der Wille zum Sinn.

Das Grundkonzept für wirkliche Gesundheit.

Wir sind der Stoffwechsel unserer Gedanken und Gefühle.

Beachten wir unseren Stoffwechsel gleichberechtigt.

Was hält uns körperlich gesund?:

- Gesundes Denken und Fühlen

- der Sinn für Zusammenhang und Zugehörigkeit
- ausgeglichenes Immunsystem

Das Immunsystem dient nicht nur der Verteidigung gegen Bakterien, Viren und Pilze, sondern auch der Überwachung gegen potentielle tumorbildende Zellen, die ständig in geringer Zahl entstehen. Diese Zellen werden in Makrophagen als körperfremd erkannt, aufgenommen und abgebaut bzw. direkt von NK-Lymphzellen zerstört. Manche tumorbildenden Zellen entziehen sich der Erkennung durch das Immunsystem, indem sie ihre Oberflächen tarnen. Inhaltsstoffe von Nahrungs- und Heilpflanzen, z. B. die Lektine (Hülsenfrüchte, Mistel) können sich an die Zelloberflächen heften und so die Zellen für das Immunsystem erkennbar machen.
Zwischen dem Zentralnerven- und dem Immunsystem besteht eine wechselseitige Information (Aktivierung oder Dämpfung) mittels beiderseitig wirksamer Botenstoffe (Neurotransmitler, Zytokine). Eine optimistische, harmonische Gemütseinstellung mit ausgewogenem Lebensrhythmus von körperlicher und geistiger Aktivität, Entspannung und Schlaf ist gut für die gesunden Immunfunktionen.

Wie können Sie Ihr Immunsystem heilsam fördern?

- Mit harmonischem, aktivem aber gelassenem Gemüt. Auf sinnvolle Aktivitäten konzentrieren.
- Negative, destruktive Gefühle nicht verleugnen, sondern wahrnehmen und konstruktiv integrieren.
- Belastungen als lösbare Herausforderungen begreifen.
- Probleme nicht verschleppen, sondern mit aller Kraft so schnell wie möglich lösen.
- Einbindung der individuellen Existenz in höhere sinnvolle Zusammenhänge (Sinnfindung).
- Liebevolle, akzeptierende Einstellung zu Lebensabläufen und Mitmenschen.
- Täglich neu und besser werden (Meditation).

Und im körperlichen Bereich

- Täglich Rohkost: Gemüse, Salate, Obst, Getreide, Keimsprossen (Mungobohnen, Alfalfa).
- Zwei Mahlzeiten mit Hülsenfrüchten pro Woche.
- Ausreichende tägliche Versorgung mit Mineralien und Spurenelementen: Magnesium (300 mg), Kobalt, Kupfer (2–5 mg), Molybdän, Selen (50–150 mcg), Zink (15–20 mg) und Vitaminen: A (10 000 IE) bzw. Betacarotin (10 mg), C (200–500 mg) und E (200 IE) sowie Folsäure (0,5–0,8 mg).
- Alle isolierten Zucker, bzw. damit hergestellte Nahrungsmittel, meiden.
- Alkohol meiden. Bei gesunder Leber maximal 1–2 Glas Rotwein pro Tag.
- Tierische Fette meiden: Schlachtprodukte, fette Milch und Milchprodukte.
- Keine ungesäuerte Milch. Fettarmer Yoghurt oder Quark bis insgesamt 250 g/Tag. Schwedische Langmilch oder Sauermilch ca. 100 ml/Tag. Käse nicht mehr als 1–2 Mal pro Woche. Molke oder Buttermilch unbegrenzt.
- Hochwertige pflanzliche Öle (kaltgepreßt). Sparsam verwenden. Nicht zum Braten. Olivenöl, Maiskeim- und Sonnenblumenöl bevorzugen. Orientierungsmenge ca. 10 g/Tag. Empfehlenswert: Schwarzkümmelöl als Nahrungsergänzung, ca. 0,5–1 g/Tag.
- Ausreichend körperliche Bewegung: Täglich (mindestens fünfmal pro Woche) eine Herzfrequenzrate (Puls) erreichen und ca. 15 Min. halten, die Sie folgendermaßen für sich selber berechnen können:
  Herzfrequenzrate = (220 – Lebensalter in Jahren) x 0,7
  Beispiel für Lebensalter 50 Jahre:
  Herzfrequenzrate = (220 – 50) x 0,7 = 170 x 0,7 = 119.
  Bei vorbestehenden Herzkreislaufkrankheiten, Bluthochdruck, Medikamenteneinnahme oder Lebensalter über 40 Jahre nur nach Rücksprache mit Ihrem Arzt!

- Chronische Infekte sanieren (z. B. Zahn-, Mandel-, Nasennebenhöhlen- oder Gallenblasenherde. Chronische Infekte schwächen das Immunsystem!
- Akute Infekte ausheilen, ohne sie zu unterdrücken. Wenn selten, bei gewissenhafter Indikationsstellung, einmal Antibiotika erforderlich sein sollten: anschließend sorgfältige Sarnierung der Darmflora.
- Symbioselenkung: u. a. zur Bildung der immunologisch hochwichtigen Desoxycholsäure. Vorgehen:
  1. Ballaststoffreiche Nahrung (Rohkost, Vollkorngetreide, Hülsenfrüchte, evtl. Milchzucker: vorsichtiger Dosierungsbeginn 1/2 Teelöffel, bei Verträglichkeit auf 4 TL/Tag steigern.
  2. Milchsäurebildende Keime: Bifidus, Lactobacillus, Eugalan oder Acidobif, schwed. Langmilch.
  3. Bodenbakterien (mit Gemüse o. Salat aus Demeter- oder Bio-Anbau), Mutaflor-Kps, Symbioflor II.
- Übersäuerung (durch tierische Produkte, einseitige Getreideernährung) vermeiden. Deshalb: Guter Anteil vegetabiler Rohkost evtl. Basenpulver (z. B. Basica, Alkala, Alkavital).
- Für ausreichende – aktive – Durchwärmung des Organismus sorgen: Bewegung, Wollkleidung.

Vorsorge: Das konventionelle Konzept

Die etablierte Medizin hat als praktische Hilfe dazu bisher nur die Vorsorgeuntersuchungen angeboten, die genauer als Früherkennungsmaßnahmen zu bezeichnen sind. Sie weisen den Menschen eine ziemlich passive Rolle zu, die noch dazu Ängste verstärkt. Vorsorgeuntersuchungen werden nur von einem – zu geringen – Anteil der angesprochenen Altersgruppen wahrgenommen. Dies weniger aus Bequemlichkeit, wie oft behauptet wird, sondern eher aus Angst.
Daran ist die moderne Medizin nicht ganz unschuldig. Denn noch immer appelliert sie, wohlmeinend „werbend" an die Krebsfurcht des Menschen, mobilisiert eher noch Ängste und verspricht Hilfe denjenigen, die sich ihren Hilfen und Methoden widerspruchslos fügen.

Trotz der unbestrittenen hohen Kompetenz der naturwissenschaftlichen Medizin zeigen sich aber gerade in der zu geringen Inanspruchnahme der Vorsorgeuntersuchungen Probleme, die diese Medizin noch nicht gelöst hat. Es wäre zu einfach, die Schuld den Laien zuzuschreiben, ihnen mangelhafte Aktivität vorzuwerfen. Denn „das Publikum" ist ja auch durch manche Errungenschaften der Medizin geängstigt, nicht richtig informiert, verunsichert – und passiv gehalten.
Aktive Bemühungen um die Gesunderhaltung werden bisher von der offiziellen Medizin wenig konkret gefördert. Konzepte für ein ganzheitlich gesundes Leben stammen meistens von sogenannten „Außenseitern". Nur wenig überspitzt kann man sagen: Wer ein solches ganzheitliches Konzept vorlegt, stempelt sich dadurch schon zum Außenseiter.

Obwohl gute Gründe für eine allgemein gesunde Lebensweise sprechen, die einfach, geordnet und naturnahe sein sollte, wird deren Wert noch vielfach von Klinikern abgestritten und lächerlich gemacht. Naturheilkundlich orientierte Lebensweisen werden als überflüssig oder antiquiert, naturheilkundlich orientierte Heilweisen als ungenügend wirksam oder bewiesen abgelehnt.

Selbst wenn natürliche Therapien in ihrer unmittelbaren Effektivität hinter den künstlichen Methoden zurückstehen, weisen sie doch diesen Vorzug auf: sie aktivieren den ganzen Menschen, fordern ihn zu seiner Mitarbeit heraus, erlauben ihm nicht das Verharren in Passivität. Und: Sie sind im Vorfeld von Erkrankungen, für den Noch-Gesunden von unschätzbarer Bedeutung.
Diese Entscheidung steht jedem offen: in der Erwartung stehenzubleiben, passiv geheilt zu werden, oder: sich aktiv für ein gesundes, erfülltes Leben einzusetzen, auch und gerade in der Bedrohung durch Krankheit. Da findet dann auch die Vorsorge und die Vorsorgeuntersuchung ihren adäquaten Stellenwert: nicht als Versicherung für Hypochonder, entgegen ihrer innersten Überzeugung doch gesund zu sein, sondern als zusätzliche Hilfe, aus Verantwortung dem eigenen Körper und den Angehörigen gegenüber, alles für die Gesunderhaltung zu tun, um den Lebensentwurf bestmöglich erfüllen zu können.

Vor-**Sorge** ist eigentlich ein unglücklicher Begriff, denn es zeigt sich das Mißtrauen darin, das wir den körperlichen Abläufen entgegenbringen.
Tatsächlich scheint dieses Mißtrauen auch berechtigt, denn die Erfahrungen mit unseren Krankheiten und denen unserer Mitmenschen zeigen doch, daß die Körperfunktionen störungsanfällig sind. Nun ist es allerdings eine geläufige Erfahrung: Art und Inhalt des Denkens können die Anfälligkeit gegen Krankheiten und ihren

Verlauf in hohem Maße beeinflussen. Angst und Sorge sind in der Regel der Gesundheit eher abträglich.

Der Hauptverdienst der üblichen Vorsorgeuntersuchungen liegt darin, daß sie dem Gebärmutterhalscarcinom seinen Schrecken genommen haben, da eventuelle Veränderungen so früh erkannt werden können, daß sie durch einen geringfügigen Eingriff zu beseitigen sind. Konsequente Untersuchungen erlauben auch eine frühzeitige Erkennung von Enddarmveränderungen, die mit den derzeitigen Ernährungsgewohnheiten so häufig geworden sind, und ihre rechtzeitige und vollständige Behandlung. Allein die Möglichkeit, diese Erkrankungen rechtzeitig behandeln zu können, rechtfertigt Früherkennungsmaßnahmen.

Vornehmstes Anliegen ist aber: Ein gesundes Leben zu führen, bewußt und konsequent, in Denken, Handeln und Fühlen, in Verantwortung gegenüber dem Leben.
Dabei ist die Einstellung gegenüber dem Körper, so wie sie die meisten Menschen heute haben, verbesserungsbedürftig. Gerade bei Krebskranken findet sich eine Mißachtung ihres Körpers lange vor Ausbruch ihrer Erkrankung. Das ist ihnen nicht zum Vorwurf zu machen, sie haben einfach nicht daran gedacht, sie waren zu beschäftigt mit ihren Sorgen und Konflikten.

Die Krebskrankheit erzwingt Aufmerksamkeit für den Körper. Es scheint sinnvoll, ihm diese Aufmerksamkeit zukommen zu lassen, solange es Zeit ist.
Voraussetzung dafür ist: Die Trennung zwischen Körper und Denken aufheben. Auf den Körper, also die inneren Empfindungen (wieder) richtig hören zu lernen. Dies aber weniger als ängstliches Kontrollieren der Körperfunktionen, sondern als freudebetontes im Körper da-Sein. So wird sich ganz von selbst das Denken verändern, in einer

guten Weise. Denn so entstehen Kräfte, die dem eigenen Leben nützen, der Gesundheit, der eigenen und der äußeren Natur – und den Mitmenschen.

Aktive Vorsorge: Das Konzept der Naturheilkunde

Die Notwendigkeit für sich selber aktiv zu werden

Auf dem Gebiet der aktiven Vorsorge stellt sich der Gegensatz zwischen der etablierten Medizin und alternativen Ansätzen besonders scharf dar. Doch geht es hier nicht um prinzipielle Kritik, sondern um konstruktive Entwicklungen zum Nutzen des Menschen. Hier darf es nach meiner Auffassung nur eine Orientierung geben: Primum nil nocere, **vor allem anderen nicht schaden. Weder durch Tun noch durch Unterlassen.**

Aktive Vorsorge umfaßt den Menschen in seiner Ganzheit, in seinem seelischen und körperlichen Dasein, in seinem Denken und Fühlen, seiner Sorge und seiner Freude, in seiner gesamten Existenz. Dies alles soweit es nur in unseren begrenzten Einsichtsmöglichkeiten zugänglich ist. Dabei kann allerdings unsere Einsicht mittels des Denkens erweitert werden durch intuitive Erkenntnisse, d. h., aus dem Bereich unserer Einbindung in die natürlichen Gegebenheiten.

Aktive Vorsorge umfaßt daher mehr als die reine Naturwissenschaft bisher gefunden hat.

Sechs Bereiche sind besonders wichtig:

1. Die seelisch-geistige Situation des Menschen: sein Ursprung, seine Orientierung, die Quellen seiner Kraft, seine Nöte und sein Glück.
2. Die Sauerstoffversorgung des Organismus und seiner Zellen.
3. Durchwärmung des Körpers und Durchblutung.
4. Ernährung, die Aufnahme von Energie und Lebenserhaltung aus der Umwelt.

5. Stärkung der Immunität, Behauptung des individuellen Lebens.
6. Meiden oder Ausgleichen von Schwächungen und negativen Einwirkungen, soweit möglich, also von chronischen Entzündungsherden und carcinogenen (krebsfördernden) Stoffen.

Dabei geht es nicht darum, irgendein Wundermittel zu suchen. Das wirkliche Wunder läuft ständig in unserem Stoffwechsel ab. So soll daher auch **täglich** – für Gesunde und Kranke – **das Bestmögliche** getan werden für das Leben im Einklang mit der Natur

1. Es wird immer deutlicher: Einflüsse aus dem seelisch-geistigen Bereich wirken in den Körper hinein: heilend oder kränkend

BEI ZU VIELEN MENSCHEN FINDEN WIR HEUTE:

- Orientierungslosigkeit
- fehlenden Sinn und Erfüllung
- Mangel an Bindungen und Gemeinschaft
- Zweifel am eigenen Wert
- Oberflächlichkeit
- Unterdrückung von Empfindungen und ihrer Äußerung:
- Zuneigung, Ärger, Zorn
- Bedrohtheitsgefühle, Angst
- Vereinsamung
- Entfremdung vom Leben
- Zweifel an festen Werten
- Verlust an Glauben und Vertrauen

Es ist anzunehmen, daß derartige Grundeinstellungen sich auch auswirken auf die körperliche Existenz. Die Bedingungen unserer Zeit sind nicht unbedingt als lebensfördernd und -kräftigend zu bezeichnen.

Die wenigen, bisher vorliegenden psychosomatischen Erkenntnisse weisen darauf hin: Resignation und all die genannten Merkmale wirken schwächend auf den Körper, krankmachend. Gegen derart ausgelöste Krankheiten greifen rein körperliche Therapien zu kurz. Dazu kommt: die konventionellen Therapien wirken oft seelisch belastend.

Die Resignation überwinden

Daher der erste Schritt: Die Resignation überwinden. Das ist ohne Zweifel leichter gesagt als getan. Der Wille allein genügt nicht. Tiefere emotionale Kräfte müssen dazukommen. Die meisten Menschen lassen sich von den wertvollen Kräften ihres Gemütes nicht helfen, sondern bekämpfen sie – und erschöpfen sich dabei. Sie meinen, sie müßten eine bestimmte Rolle spielen, um anerkannt (und angepaßt) zu sein. Auf die Dauer geht das nicht gut. Lernschritt: Man selbst zu sein. Die eigenen Bedürfnisse, Wünsche – auch Ängste – erkennen und akzeptieren lernen. Und aussprechen! Die geistigen Bedürfnisse, den seelischen Hunger stillen. Sie stehen nicht allein damit. Die wenigsten können das, sie bedürfen der Hilfe. Suchen Sie danach. Fragen Sie Ihren Arzt. Engagieren Sie sich, soweit Ihre Kräfte ausreichen. Sie werden Gemeinschaften finden, die Sie vorher gar nicht gesehen haben. Sie werden mit Überraschung feststellen, wie viele ganz ähnlich denken wie Sie, wenn Sie nur offen sind. In den Kirchen, auch in anderen lebensfördernden Gemeinschaften finden Sie Ansprechpartner und Gleichgesinnte, finden Sie Heimat. Voraussetzung: Offen sein, ehrlich sein, wirklich sein. Da sein. Den ersten Schritt tun. Sich engagieren. Klingt Ihnen das fremd, unwirklich, unmöglich? Wie lange sind Sie das nicht gewesen, wie lange haben Sie das nicht getan? Es geht. Es ist wichtiger als vieles andere, das Sie für wichtig halten. Es ist notwendig, für Sie selbst und Ihre Umgebung. Akzeptieren Sie zunächst sich selbst, so wie Sie ursprünglich waren. Geben Sie sich Antwort auf die Frage: Wie soll Ihr Leben sein?

Viele Menschen werden auf diese Weise zu weitreichenden Konsequenzen kommen. Sie werden bewußter, intensiver und glücklicher leben – auch angstfreier und gesünder. Ganz anders als bisher. Anders als andere.

> *„Die Suche nach sich selbst, die Entdeckung des Lebens, das zu leben dem innersten Bedürfnis entspricht, kann eine der stärksten Waffen gegen die Krankheit sein."* *(L. le Shan)*

2. Die Atmung – Die Sauerstoffversorgung des Organismus

Die Lebensnotwendigkeit der Atmung ist jedem bekannt. Atemnot ist eine äußerst bedrängende Erfahrung. Atem ist Leben.

In unserer westlichen Zivilisation wird die Atmung fahrlässig wenig gepflegt und kultiviert. Dabei bessert gesunde, bewußte Atmung nicht nur die körperliche Gesundheit, sondern auch die Integration von Körper und Seele, hilft Ängste und Streß zu überwinden.

Lernen Sie, wieder aufzuatmen. Über bewußtes, gesundes Atmen können Sie auf S. 85f nachlesen. Am besten gleich.

Mit der Atmung wird der Organismus mit Sauerstoff versorgt. Das Blut (die roten Blutkörperchen) transportieren den Sauerstoff zu den Zellen. Dort wird er über einige Zwischenschritte von den Atmungsfermenten übernommen und dient in den Mitochondrien (Zellkörperchen der Atmungskette) der Energiefreisetzung. Sauerstoffmangel führt zum Absterben der Zelle oder zur ersatzweisen Energiegewinnung durch Gärung.

Nach Prof. Warburg ist die sauerstofflose Gärung typisch für den Stoffwechsel der Krebsstelle. Sie führt zur Bildung von Linksmilchsäure (s. S. 81). Dagegen wirkt Rechtsmilchsäure atmungsfördernd.
Die Zellatmung ist von außerordentlich großer Bedeutung. Ihre Förderung steht an zentraler Stelle aktiver Gesundheitspflege. Was ist dafür zu tun?

- Bewußte Tiefatmung, mehrmals täglich zu festen Zeiten (s. S. 85).
- Sorge für den Sauerstofftransport („Entschlackung") des Bindegewebes zum ungestörten Sauerstoffdurchtritt, ausreichend Spurenelemente, Kältereiz (kurz), viel Wärme (Bäder, Sauna), reichlich Bewegung, Durchblutungsförderung, Durchwärmung, Durchseelung.
- Sorge für die Sauerstoffaufnahme: Rechtsmilchsäure (s. S. 81) in Form milchsaurer Gemüse; intensive Bewegung; Symbioselenkung der Darmkeime (s. S. 78): Sanoghurt, Molke, Vollkorngetreide, Milchzucker, evtl. Spezialpräparate (Symbioflor II, Omniflora, Mutaflor).
- Sauerstoffübertragende Pflanzenstoffe: Anthocyane (Rote Bete, Heidelbeeren, rote Weintrauben), Hypericin (Johanniskraut), z. B. Hyperforat.
- Spurenelemente, u. a. Germanium (Quellwässer, z. B. Dunaris, Königsteiner Haderheckwasser oder Sanum Redox).
  Spezialpräparate: Gelum oral, Polyerga, homöopathische Induktion der Atmungsfermente (z. B. Ubichinon).

3. *Wärme*

Wärme fördert die Durchblutung, Kälte hemmt sie. Das Blut transportiert u. a. den Sauerstoff, daneben auch wichtige Abwehrstoffe in die Gewebe. Erwärmung um

1–2 Grad über die „normale" Körpertemperatur von 36,5 steigert die Intensität mehrerer Abwehrvorgänge, wie sich bei Fieber feststellen läßt.*) Unter unseren klimatischen Bedingungen kann der Mensch mit Wärme weitaus besser umgehen als mit Kälte. Tumorzellen sind offensichtlich gegen Wärmeeinwirkung empfindlicher als gesunde Zellen.

Große Hitze, mit Steigerungen der Körpertemperatur auf über 39° C, wirkt jedoch schädigend auf die Immunfunktionen.

Die für den Organismus zuträglichste Wärme dürfte die von ihm selbst erzeugte sein. In erster Linie fördert Bewegung die Wärmebildung im gesunden Organismus. Gezielte, richtig dosierte Kälteeinwirkungen auf die Haut, vor allem in der Form wie Sebastian Kneipp sie lehrte, regen als Reaktion die Durchwärmung an. Passive Erwärmung, etwa in Form von Bädern setzt Erfahrung und die Beachtung von Begleitwirkungen (vor allem bei geschwächten, kreislauflabilen und erkrankten Menschen) voraus.

PRAKTISCHE KONSEQUENZEN

Täglich

- reichlich Bewegung, die zum gesunden Schwitzen führt,
- dosierte Kälteeinwirkung als Reiz: kühle Güsse, Waschungen, Wickel, Luftbäder usw. nach Kneipp
- Anregung des „Wärmeorganismus": geeignete Kleidung, Sauna, wöchentlich ein ansteigendes Bad auf 39°C, zweckmäßig mit Moorzusatz (nicht für kreislauflabile Menschen, für Kranke nur nach Rücksprache mit dem Arzt)
- Aufenthalt in wechselnden Wärmezonen (Vermeiden überall gleichmäßig klimatisierter Wohnräume)

*) Wärme steigert die Aktivität des Mesenchyms.

- eventuell Gabe von geeigneten Heilpflanzen (z. B. Echinacea vor dem Bad, Rosmarin-Einreibungen: etwa Weleda Rosmarin Bademilch nach Bad oder Sauna, in begründeten Fällen Mistel-Injektionen).

Grundprinzip: Die eigenen Wärmekräfte des Organismus anregen und fördern.

4. Ernährung: Die Aufnahme von Lebenskraft aus gesunder, naturbewußter Nahrung

Prinzip: Hochwertige, aber einfache Nahrungsmittel in knapper, gerade ausreichender Menge zum bestmöglichen Aufbau des Körpers. Über Details wird auf Seite 103 berichtet. Im Grunde genügen wenige einfache Hinweise:
Einfache, unverfälschte, soweit wie möglich naturbelassene Nahrungsmittel, bewußt und verantwortungsvoll genossen. Basis der täglichen Nahrung: Vollkorngetreide, Sauermilchprodukte, ausreichend Rohkost, wenig (besser kein) Fleisch, keine isolierten Zucker.

5. Stärkung der Immunität, des individuellen Lebens, der Lebenskraft und Lebensfreude

Die Abwehrkräfte des Körpers stärken – diese häufig zu hörende Formulierung enthält – sprachlich gesehen – Anklänge an Verteidigung. Aktiv, gesund leben bedeutet mehr, nämlich verantwortungsvolle Behauptung des Selbst, der eigenen Identität. Ein kleiner, aber wichtiger Unterschied der Einstellung. Statt „Abwehrsystem" sprechen wir daher besser vom Immunsystem, das für den Erhalt des individuellen Organismus sehr wichtig ist.

Es sollte in seiner schützenden Funktion möglichst gestärkt, keinesfalls aber gestört werden.

Das Immunsystem besteht aus hochaktiven Zellen und Geweben (die dem Mesenchym entstammen). Es wird von der Thymusdrüse beaufsichtigt und gesteuert. Beim Erwachsenen werden Teile der Thymusfunktion von der Milz übernommen. Das Immunsystem dient der Bekämpfung von Krankheitserregern, z. B. von Bakterien und Viren. Daneben ist es in der Lage, erkrankte Körperzellen, die den Organismus gefährden, also Krebszellen, zu entfernen.
Das Immunsystem unterliegt selbst Einflüssen sowohl aus dem körperlichen als auch dem seelischen Bereich: sowohl stärkenden als auch schwächenden Einflüssen.

Wie können die außerordentlich wichtigen Funktionen des Immunsystems gestärkt werden?
Ganz allgemein gesagt: Durch natürliche, bewußte, freudebetonte Lebensweise. Der seelisch-geistige Bereich ist dabei wichtiger als bisher angenommen. Dazu zunächst einige Hinweise, scheinbar theoretisch, aber von großer praktischer Bedeutung. Dem Leser kann aber nicht die Mühe erspart werden, diese Hinweise für seinen Lebensentwurf zu deuten, denn nur so kann er/sie sie für sich nutzbar machen:

- Bewußt leben.
  Orientierungspunkt: das einfache Leben. So Unabhängigkeit gewinnen von oberflächlichen, äußeren Bedürfnissen und unechten Beziehungen zu Mitmenschen.
- Geborgenheit finden in der Gemeinschaft von Menschen mit ähnlichen, für richtig erkannten Überzeugungen.
- Konsequenz

- Erkennen und Annehmen der wirklichen, eigenen Empfindungen.
- Verzicht auf Manipulationen, d. h. andere nicht **indirekt** beeinflussen **wollen.**
- Anstreben von Harmonie mit dem eigenen Selbst statt **unechter** Harmonie mit anderen.
- In Konflikten zudeckende Scheinlösungen vermeiden, stattdessen
- nach der „inneren Stimme“ entscheiden, nicht aufschieben, nicht nach dem unmittelbaren (materiellen) Vorteil taktieren.
- Entfaltung der besonderen individuellen Möglichkeiten, Fähigkeiten, (die **jeder** Mensch besitzt) im Rahmen der gegebenen Bedingungen.
- Grundregel: was dem **wirklichen**, inneren eigenen Nutzen dient, ist auch gut für den/die anderen (und umgekehrt). Konflikte zwischen eigenen Wünschen und Anforderungen der Gemeinschaft deuten demnach auf Mängel.

Was den Körper betrifft:

- Pflege regelmäßiger Durchwärmung, vorwiegend aktiver Erwärmung durch Bewegung auch in kühler Luft, durch Kältereize nach Kneipp, gleichmäßig klimatisierte Bereiche möglichst meiden (Wohnung). Daneben wöchentliche Überwärmungsbäder (Sauna, Heimsauna, Schlenzbäder).
- Sogenannte banale Infekte nicht unterdrücken, sondern biologisch mit Unterstützung der Immunsysteme heilen.
- Fieber allenfalls ausnahmsweise künstlich senken bei eventuellen seltenen Komplikationen (ist mir noch niemals erforderlich gewesen).
- Bei Infekten in erster Linie keine Wadenwickel bei ansteigender Körpertemperatur. Zuerst vollständige Darmentleerung (Ozovit®). Zitronensaft in heißem Wasser. Äußere Wärmezufuhr.

- Gesunde Lebensweise und Ernährung (s. S. 98 f, 143) für bestmögliche Immunfunktionen
- Beachtung der gesunden Dickdarmflora. Symbioselenkung mit dem Ziel, die natürlichen Milchsäurebildner zu erhalten und zu fördern (Rechtsmilchsäure, s. S. 86), Fäulnisvorgänge möglichst nicht aufkommen zu lassen, etwa durch ballaststoffreiche Ernährung (Vollkorngetreide, Rohkost), milchsaure Gemüse, Sauermilchprodukte, Vermeidung von übermäßig eiweiß- und fettreicher Ernährung.

6. *Meiden und Ausgleichen von Schwächungen und negativen Einwirkungen, soweit möglich*

- **Chronische** Entzündungsherde überlasten das Immunsystem, stumpfen es gewissermaßen ab und überschwemmen dazu den Organismus mit belastenden Stoffen. Derartige Infekte, die sich nicht selten in Gaumenmandeln, Nasennebenhöhlen, Zähnen, Gallenblase, Divertikeln (Ausstülpungen) des Dickdarms finden, sollten mit biologischen Mitteln, bei bereits irreversibel erkrankten Organen auch operativ behandelt werden. Allzu langes Zögern ist hier fehl am Platze.
- Carcinogene Stoffe, die krebsauslösend auf den Organismus wirken, sind selbstverständlich zu meiden, soweit wie irgendmöglich. Zigarettenrauch und Alkohol dürften die von der Menge her wichtigsten krebsfördernden Stoffe sein. Dazu kommen Nitrite (z. B. im Pökelsalz) und mannigfache Einwirkungen von Zivilisationsgiften und Arbeitsstoffen.
  Andererseits ist eine Carcinogenhysterie, die bei manchen Menschen die gesamte Aktivität lähmt, sicher nicht gesundheitsfördernd. Bedachtsamkeit, souve-

räne Meidung des Unnötigen ist allemal besser als Zwanghaftigkeit.
Eine Reihe von Maßnahmen hindert den negativen Einfluß von Carcinogenen. Dabei steht die insgesamt gesunde Lebensweise und Ernährung, die Stärkung des Immunsystems wieder an erster Stelle. Knoblauch (entgiftet das carcinogene Benzypren), bestimmte Spurenelemente (Selen, Germanium, s. S. 51, 94, 108 f), Rechtsmilchsäure (s. S. 86 f), Anthocyane, Vitamine A, E und C, Ubichinone, gelegentliches Fasten (zweimal im Jahr 2 Tage) sind hilfreich.

Fazit: Sie sind nicht hilflos! Souveräner Verzicht auf Unnötiges sowie aktiver Einsatz biologischer Mittel hält Sie nicht nur gesünder, sondern bringt Ihnen auch mehr wirkliche Lebensfreude. Leben im Einklang mit der Natur (bei aktiver Bemühung noch immer möglich), Lebensfreude: die wichtigsten Mittel zur Kräftigung und Gesundung. Verzichten Sie doch nicht darauf.

Die Therapie Hochschulmedizin und Naturheilkunde – ein Gegensatz?

Patienten und Angehörige sind in ihrer Not hin und hergerissen zwischen Klinik und Naturarzt. Gar nicht selten werden Universitätskliniken und Heilpraktiker gleichzeitig nebeneinander konsultiert. Der Grund:
Kaum eine Krankheit beschäftigt die Menschen so sehr wie die Krebskrankheit und ängstigt sie in dieser Weise. Wie soll man sich da orientieren?
Die Schulmedizin lehnt Außenseitermethoden barsch ab, da fühlt sich der Kranke mit seinen Fragen nach der Ernährung etwa oder einer Ganzheitsbehandlung oft alleingelassen, vielleicht sogar belächelt. Aber in den Illustrierten, in manchen Büchern werden doch wahre Wunderdinge über die alternativen Methoden berichtet. Kann man ihnen vertrauen? Kann man darauf verzichten? Wie soll man sich orientieren?

Mit solchen Fragen werde ich in meinem Alltag als Hausarzt häufig konfrontiert. Aus den Erfahrungen mit Patienten in Grenzsituationen, mit ihren Zweifeln, ihrer Verzweiflung, sollen hier die verschiedenen Denkweisen mit ihren Stärken und Schwächen kurz dargestellt werden. Trotz des bestehenden Überangebotes an Ratgebern scheint dies gerechtfertigt, weil die **vorhandenen** Bücher und Artikel fast immer nur **eine** Sichtweise haben. Damit wird man dieser Krankheit **und** den Schwierigkeiten des Patienten nicht gerecht.

Laien sind mit Sicherheit überfordert, hier die Spreu vom Weizen zu unterscheiden. Selbst die Diskussionen unter Ärzten und Spezialisten sind – nicht selten öffentlich ausgetragen – mitunter kontrovers. Daraus ist abzuleiten: Es gibt nicht die eine, absolut sichere Einheitsmethode der Krebstherapie (auch wenn „Wunderheiler“ das suggerieren wollen), sondern unterschiedliche Wege mit unterschiedlich guten Ergebnissen und Intentionen. Hohe Wirksamkeit fordert in der Regel ihren Preis. Nach vollständiger Information muß entschieden werden, ob der Preis in der individuellen Situation und für die erwartete Wirkung gerechtfertigt ist. Statistiken und Labordaten sind Entscheidungshilfen, letzten Endes wird die Lebensauffassung den Ausschlag geben.

Allgemein kann man sagen, daß die konventionellen Methoden – Operation, Bestrahlung und eventuell Chemotherapie – durch natürliche Methoden, die die Selbstheilungskräfte anregen, in ihrer Wirksamkeit und Verträglichkeit noch zu steigern sind. Mehr noch: **Erst die aktive Beteiligung des Kranken, sein Einsatz für sein Leben,** gibt den naturwissenschaftlichen Methoden ihren Sinn und ihre langfristige Wirkung. Diese Aktivierung bildet eines der wichtigsten Argumente für natürliche Heilweisen, allerdings nur für die gewissenhaft angewendeten, seriösen.

Die Hochschulmedizin

Wer würde wirklich in letzter Konsequenz auf sie verzichten wollen? Ihre Perfektion ist eindrucksvoll. Sie ist effektiv. Manchmal fast übermenschlich. Ist das ein Grund, daß viele Patienten und Therapeuten sich so schwer damit tun? In früheren Zeiten wirkte die Absolutheit, auch die Arroganz mancher „Schulmediziner“ ängstigend auf die Kranken. Das ist heute vielfach besser beworden. Auch die Schulmedizin hat dazu gelernt, vielleicht sogar von den alternativen Richtungen.

Die grundsätzliche Orientierung hat sie gewahrt: Ihr Konzept der Krankheitsbekämpfung verwendet naturwissen-

schaftlich-technische Methoden, es ist im Grunde materialistisch und entspricht damit der verbreiteten Denkweise unserer Zeit – mit allen Möglichkeiten und Grenzen, die sich daraus ergeben.
Im Mittelpunkt dieses Denkens steht die Krankheit. Durch immer weitergehende Spezialisierung wird versucht, die physikalischen und chemischen Methoden der Krankheitsbekämpfung immer perfekter zu machen. Da vorwiegend körperfremde Maßnahmen zum Einsatz kommen, ist dieses Vorgehen als künstlich zu bezeichnen, zumal die natürlichen Selbstheilungskräfte, über die der Organismus verfügt, die auch gestört sein können, von der Hochschulmedizin wenig beachtet werden.

VORTEILE DER HOCHSCHULMEDIZIN:

Präzision, Effektivität, Erweiterung der therapeutischen Möglichkeiten bei nicht ausreichenden Selbstheilungskräften,
offizielle Medizin in Übereinstimmung mit der vorherrschenden materialistischen Denkweise,
mit breitem Anerkennungsgrad und hoher wirtschaftlicher Förderung;
entspricht in ihrer Effektivität den Erwartungen vieler Patienten. Sie kann vielfach Leben retten, d. h. verlängern, und Komplikationen vermindern, weitaus mächtiger als dies der Naturheilkunde alleine möglich wäre.

NACHTEILE:

durch immer weitergehende Spezialisierung und Krankheitszentrierung Verlust des ganzheitlichen Patientenbildes, relativ weitgehende dogmatische Fixierung, anerkannt werden nur physikalisch-chemisch-statistische Daten. Eingreifende Methoden mit hoher seelischer Belastung des Patienten.

Mitunter Vernachlässigung der körpereigenen Heilungskräfte. Grundlegende Denkprinzipien entsprechen noch dem physikalischen Weltbild des 19. Jahrhunderts. Die Ganzheit des Menschen mit seinen Zielen, Beziehungen, Nöten, Ängsten wird von dem rein naturwissenschaftlich-physikalischen und chemischen Ansatz nicht erfaßt.

Die Naturheilkunde

VORTEILE:

An erster Stelle naturheilkundlichen Vorgehens steht die Stärkung der Selbstheilungskräfte des Organismus. Infolge der Einbindung in ökologische Gedankengänge wird die Bedeutung der Krankheit und ihrer Therapie für das Leben des Kranken sowie der Lebensgemeinschaft stärker beachtet.

Naturheilkunde aktiviert den Kranken und seine Lebenskräfte. Ihre Methoden stehen dem kranken Menschen intuitiv näher – wesensnäher. Naturheilkundliche Therapien werden psychisch besser akzeptiert. Der Patient wird zum Partner in der Therapie. Er verliert an Angst, indem er für sich selbst aktiv wird.

NACHTEILE:

Therapieverfahren sind bei individuellem Vorgehen durchweg weniger dokumentiert. Die Therapieergebnisse sind begrenzt durch die verbliebenen aktiven Fähigkeiten des Organismus. Da die Naturheilkunde dem Patienten intuitiv näher steht, kann sie mitunter aus unseriösen Zwecken mißbraucht werden.

Grundfragen der Krebstherapie

So viele Theorien und Therapien des Krebses werden angeboten. Das schafft Zweifel und Verunsicherung. Wohl keine andere Krankheit wird so widersprüchlich und heftig diskutiert. Trotz großer naturwissenschaftlicher Fortschritte findet man besonders bei Laien ausgeprägte Skepsis gegenüber den Erfolgen moderner Krebstherapie.
Der schweizerische Dichter Adolf Muschg schreibt: „Der Krebs hat den Erfindungen dieser Medizin bisher in einer Weise gespottet, die den Verdacht nahelegt, diese Krankheit sei auf allopathischer Basis ein für allemal nicht zu behandeln, sie setze ein neues revolutionäres Verständnis des Zusammenhangs von Gesundheit und Krankheit voraus".
Wenn auch das Urteil über die Erfolge der Medizin allzu pauschal erscheint, ist doch der Hinweis auf ein neues Verständnis von Gesundheit und Krankheit wichtig. Die Krebsfurcht, die anscheinend niemals so groß war wie in unserem Jahrhundert, prägt die therapeutischen Auffassungen und Bemühungen. Die moderne Medizin trägt schwer an der Erwartung unserer Gesellschaft, daß sie den Krebs endgültig beseitigen könne.
Dahinter steht der geheime Wunsch, der materialistischem Denken entspringt, unsere Anstrengungen, unsere Wissenschaft könne letztendlich den Tod besiegen. In unserer Gesellschaft wird das Sterben tabuisiert, der Tod sozusagen totgeschwiegen. Diese Denkweise ist aber gefährlich, sie nährt nicht nur übersteigerte Krebsfurcht, sie gefährdet das Leben überhaupt.

Der Psychoanalytiker M. Pohlen schreibt: „Der Kapitalismus stellt sich nach unserer Auffassung psychologisch als magisches System der Todesbannung dar, das gerade dadurch, daß es Leben und Tod trennt, selbst zu einem lebenstötenden Prozeß wird". Und an anderer Stelle: „Die Angst vor dem Tod scheint unter diesem Aspekt nichts als die Angst vor dem Leben zu sein: Sie ist die Angst, nicht leben zu können".

Wirkliche Heilung ist demnach nicht nur von weiteren Fortschritten der Krankheitsbekämpfung zu erwarten, sondern auch – vielleicht noch mehr – von einem neuen Verständnis des Lebens. Denn die Krebsfurcht, Spiegelbild der Todes- und der Lebensangst, ist ja trotz noch so ausgeklügelter Therapien nicht kleiner geworden, sondern eher größer. Und Angst ist mit Sicherheit nicht heilungsfördernd.

In diesem Bereich liegt nach meiner Auffassung die Basis und Grundvoraussetzung jeder Therapie. Wir alle in dieser Gesellschaft, die Kranken und die – mehr oder weniger – Gesunden bedürfen der Hilfe in der Kunst zu leben, der Lebenskunst. Obwohl jeder Mensch gute Voraussetzungen dafür mitbringt, ist diese Kunst außerordentlich schwer zu lehren und zu lernen. Immer ist Verzicht die Voraussetzung, vor allem Verzicht auf unbedingtes Machenwollen, Verzicht auf gewohnte Maßstäbe. Krankheit kann ein sehr harter Lehrmeister sein. Akzeptieren, geschehenlassen, loslassen sind schwierige Übungsschritte. Hilfe und Verständnis sind erforderlich. Was hat das aber mit der Therapie der Krebskrankheit zu tun? Entscheidendes – denn aus den genannten Eigenschaften, die aus der verkehrten Sicht unserer materiellen Leistungsgesellschaft oft als Schwächen gedeutet werden, entsteht genau das Gegenteil, nämlich Orientierung, Gelassenheit und Lebensstärke, trotz Widrigkeiten. Darauf gründet erfolgreiche Therapie.

Die Therapiemethoden der Schulmedizin

Im Folgenden wird orientierend über die Vielzahl von Therapiemethoden berichtet. Dabei kann es nicht Aufgabe eines Leitfadens für Laien sein, Details zu einigen Methoden oder Kontroversen zu diskutieren. Wichtig ist der Abbau von Angst und Gewinn an Orientierung. Denn diffuse Befürchtungen, die jeder in sich trägt, der nicht informiert ist und in seiner Phantasie die schlimmsten Bilder malt, diese Befürchtungen und Ängste lassen sich erfahrungsgemäß am besten vermindern, wenn man sie an der Realität orientiert.

Es wird immer wieder nach Alternativen zu den hochschulmedizinischen Methoden gefragt. Hinter dieser Frage steht die verständliche Furcht vor der Behandlung selbst (Operationsrisiko, Schmerz, Erbrechen) und ihren Folgen (Organverlust, Veränderung des äußeren Körperbildes, Funktionsstörungen). Diese Probleme müssen im Einzelfall mit dem behandelnden Arzt besprochen werden. Fast immer sind die Folgen dann doch geringer, als sie der Kranke befürchtet. Falls der angesprochene Arzt keine eingehenden Antworten gibt – das ist selten geworden – kann die Übernahme der Behandlung durch ihn nicht empfohlen werden.

Echte Alternativen zu den konventionellen Behandlungsmethoden, also alternative Verfahren, die sie in ihrer Intention in gleicher Effektivität ersetzen könnten, gibt es zur Zeit nicht. In umfangreichen Statistiken ist deren Wirksamkeit belegt worden. Die Anwendung von Statistiken auf den Einzelfall ist allerdings problematisch. Offensichtlich nutzen die eingreifenden Methoden auch nicht jedem Patienten. So berichtet Prof. E. Krokowski,

ein außerordentlich erfahrener und kritischer Tumortherapeut, daß Frauen **höheren** Alters mit Brustkrebs **ohne** Behandlung (mit den genannten Methoden) länger leben als behandelte (nach Prof. Gregl).
Die Notwendigkeit eingreifender Behandlung muß daher immer kritisch abgewogen werden, soweit das menschenmöglich ist, was heute im allgemeinen geschieht. Sie ist vom verantwortlichen Arzt zu begründen.

Neben den unvermeidlichen Nebenwirkungen und Folgen der eingreifenden Therapien, die der Patient spürt, die, wie erwähnt, oftmals geringer als befürchtet sind und zumal auch geringer als die unbehandelte Krankheit sein können, treten Folgen auf, die der Kranke nicht bemerkt und die die offizielle Medizin wenig beachtet: Schwächung der körpereigenen Abwehr, Verschlechterung der Sauerstoffversorgung, seelische Beeinträchtigung. Bereits die Erkrankung selbst wirkt darauf ungünstig.
Genau hier liegen Bedeutung und Wert der seriösen „alternativen Therapien".
Zunächst sei jedoch orientierend über die „konventionellen" Methoden berichtet.

Die naturwissenschaftlich begründeten Therapien

Operation, Bestrahlung und Chemotherapie sowie Hormongaben sind die allgemein bekannten Methoden der Hochschulmedizin. Häufig werden sie abgelehnt, wobei auch gefühlsbestimmte Argumente anzutreffen sind. Die Entscheidung zur Anwendung dieser Verfahren ist verantwortungsvoll. Der zu erwartende Verlauf ohne Behandlung muß gegen die Nebenwirkungen abgewogen werden. Verantwortungsbewußte Therapeuten auch naturwissenschaftlicher Orientierung behandeln nicht um jeden Preis: In der Monographie „Praktische Tumortherapie" von U. Dold und H. Sack findet sich (zur Chemotherapie) der Satz: Ist ein deutlicher Erfolg nicht zu erkennen, ist die Therapie abzubrechen.

DIE OPERATION

ist heute als die Basisbehandlung der meisten Krebserkrankungen anzusehen. Stark verstümmelnde Eingriffe, noch vor wenigen Jahren als „medizinischer Triumph" spektakulär kommentiert, sind wieder weitgehend verlassen. Anstatt der Über-Radikalität des Operierens wird zunehmend eine sowohl vollständige als auch schonende Entfernung des Tumors angestrebt. Im Gesamtbehandlungsplan schafft die schonende Operation in der Regel günstigere Voraussetzungen für ergänzende oder aufbauende Therapieschritte.
Argumente für oder gegen Operationen sind bis zum Übermaß diskutiert worden. Der Patient ist dadurch beunruhigt und noch stärker verängstigt. Die Erfahrungen sind aber inzwischen so umfangreich geworden, daß man sagen kann: Der Nutzen der jetzt üblichen Operationen überwiegt die möglichen Risiken.

Über ein Problem bestehen aber noch unterschiedliche Auffassungen, nämlich über den Einfluß der Operation auf das Immunsystem, also die Abwehrfunktionen des Körpers gegen die veränderten Zellen. Das Immunsystem ist Teil der Selbstheilungskräfte des Organismus. Ohne die Selbstheilungskräfte (z. B. auch die Fähigkeit zur Wundheilung) wäre jeder Eingriff erfolglos. Die Operation schafft offensichtlich günstigere Voraussetzungen für das Immunsystem, die kranken Zellen zu bekämpfen. Andererseits kann das Immunsystem durch den operativen Eingriff – zumindest vorübergehend – geschwächt werden. Diesem Nachteil könnte jedoch durch naturheilkundliche Maßnahmen begegnet werden: Naturheilkunde sieht ja ihre Aufgabe in der Anregung und Stützung der Selbstheilungskräfte. Davon wird später noch die Rede sein.

Der (die) Kranke, dem eine Operation als unumgänglich oder dringend notwendig angeraten wurde, wird von solchen Überlegungen nur am Rande berührt. Denn eine Operation wird von fast allen Menschen, mehr oder weniger als Grenzerfahrung erlebt: als Bedrohung des eigenen Lebens, wenn auch die reale unmittelbare Gefahr sehr klein ist. Das minimale statistische Risiko wird in diesem Moment von dem Betroffenen ganz konkret und absolut erlebt. Er fühlt sich alleine, auf sich geworfen, dumpf bedroht. Die Narkose, Unsicherheit über Folgen und Ergebnis des Eingriffes, mögliche Schmerzen ängstigen. Die übliche, juristisch vorgeschriebene Belehrung des Patienten, gestützt auf Statistik hilft dem Betroffenen nicht weiter, denn er befürchtet für sich ja den ungünstigsten Ausnahmefall.

Besonders gefürchtet werden mögliche Einschränkungen und Behinderungen infolge der Operation, etwa durch Verluste von Körperorganen. Bei äußerlich sichtbaren Operationsfolgen drohen Störungen des Selbstwertgefühls (Kann ich dann noch vollwertig sein, kann ich noch in Gesellschaft gehen?). Erfahrungsgemäß werden diese äußerst ernstzunehmenden Probleme besser verkraftet, als vorher befürchtet. Wichtige Lösungshilfe: darüber sprechen können, mit dem Arzt, mit dem Partner und mit gleichartig Betroffenen, etwa innerhalb von Selbsthilfegruppen.
Hilfe muß schon an dieser Einsicht ansetzen. Die Angst des Kranken treibt ihn leicht in die Isolierung mit quälenden, unauflösbaren Grübeleien. Ansprechen der Ängste, einfühlendes Verständnis kann da außerordentlich hilfreich sein. Der Heilungsverlauf wird dadurch begünstigt. Also: Nicht bagatellisieren, keine forschen Sprüche (= Verdrängungen), sondern das Annehmen auch der un-

günstigsten Möglichkeit und deren Einordnung helfen dem Kranken. Sinn und Bedeutung des vorgesehenen Eingriffs müssen ihm deutlich sein: In einem großen Anteil früh erkannter Erkrankungen führt die Operation zur vollständigen Heilung, wenn die Selbstheilungskräfte und die seelische Einstellung mitwirken. Auch davon wird später noch die Rede sein.

STRAHLENTHERAPIE

Bestrahlung löst bei vielen Menschen Beunruhigung aus. Zweifellos können die therapeutisch verwendeten Strahlen auch gesundes Gewebe schädigen. Allerdings sind gesunde Gewebe in der Regel weniger strahlenempfindlich als Tumorgewebe, darauf beruht im Grunde die Anwendung der Strahlentherapie.

Strahlenbehandlung kann vollständige Heilung bringen. Bei einigen Formen der Krebserkrankung hat sie die operativen Maßnahmen ersetzt. Oft führt eine Kombinationsbehandlung zum Erfolg, z. B. kann eine Bestrahlung die Operation überhaupt erst ermöglichen oder eine Bestrahlung nach der Operation die Behandlungserfolge verbessern.

Der eingreifende Effekt der Strahlentherapie zeigt sich auch an den Nebenwirkungen, die aber durch moderne Verfahren veringert wurden, vor allem die Haut- und andere Organschäden. Nach wie vor ist der Patient durch Allgemeinwirkungen stark belastet. Besonders die – vorübergehende – Übelkeit deprimiert und schwächt den Lebenswillen.

Dabei wird das Befinden der Kranken und ihre Heilungschancen ganz erheblich vom Grad der Einsicht in Zweck und Nutzen der Maßnahmen mitgeprägt. Aufklärung darüber, ohne Bagatellisierung der Nebenwirkungen läßt manches leichter ertragen. Wiederum ist ein Bündnis mit den aktiven Fähigkeiten des Patienten von großer Bedeutung. Deren Stärkung ist Grundlage der Heilung.

THERAPIE MIT CYTOSTATIKA (CHEMOTHERAPIE)

Chemotherapie kann zur körperlichen Heilung führen bei einigen wenigen Tumorformen, häufiger wird sie aber zur Verbesserung der Behandlungserfolge nach Operationen eingesetzt. Wegen erheblicher Nebenwirkungen muß ihre Anwendung sorgfältig gegen den zu erwartenden Nutzen abgewogen werden. Spezialisierte Zentren sind dazu am ehesten in der Lage. Andererseits führte eine solche Spezialisierung und Abtrennung bisher häufig zu elitären Dekreten und Verständigungsschwierigkeiten. Der wirkliche Nutzen für das Leben und Bewußtsein der Patienten erschien nicht in allen Fällen verständlich. Aus diesen Gründen wird die Chemotherapie noch immer unterschiedlich beurteilt.
Zweifel an dem längerfristigen Nutzen der Therapie müssen nach dem Gespräch mit dem ausführenden Arzt weitestmöglich ausgeschlossen sein, sonst sind die Nebenwirkungen kaum zu ertragen.
Neben ihren unbestrittenen, großartigen Erfolgen vor allem bei bösartigen Erkrankungen im Kindesalter kann die Chemotherapie in vielen anderen Situationen die Therapieergebnisse verbessern, oft allerdings zu Lasten des momentanen Befindens.Ein wichtiges Problem der Verabreichung von Cytostatika liegt darin: Neben den erkrankten Zellen werden auch gesunde Gewebe geschädigt, leider auch die Abwehrgewebe und -zellen (Immunsystem). Die Stärkung gerade dieser Systeme, vereinfacht ausgedrückt, der Selbstheilungskräfte des Organismus ist das Hauptarbeitsgebiet der Naturheilkunde. Bedauerlicherweise hat bisher die naturwissenschaftliche, offizielle Medizin die naturheilkundliche Erfahrung wenig beachtet, oft sogar arrogant abgetan. Dabei wäre gerade hier eine Ergänzung zum Wohle des Kranken wünschenswert.

Naturheilkundliche Heilweisen

Wenn die Erwartungen, die sich auf eine konventionelle Behandlung gerichtet hatten, sich nicht erfüllen, zumindest nicht in der erhofften Weise erfüllten, suchen viele Menschen Heilung in der Naturheilkunde.
Manchmal trägt auch die Angst vor Nebenwirkungen etwa von Bestrahlung oder Chemotherapie zu einer solchen Entscheidung bei.
Solche Überlegungen sind verständlich, sie werden allerdings der Naturheilkunde nicht gerecht. Dahinter steht das Mißverständnis, Naturheilkunde sei eine Art technischer Medizin, lediglich mit natürlichen Mitteln und nur durch ihre Hilfsmittel, etwa Medikamente natürlicher Herkunft, von der Hochschulmedizin unterschieden. Das ist nicht der Fall, daher kann man die eine Therapierichtung nicht einfach durch die andere ersetzen. Aus diesem Grund ist es auch unsinnig, eine Konkurrenz zwischen den Therapierichtungen sehen zu wollen.
Tatsächlich denken aber nicht nur Laien so, sondern auch viele Ärzte. Dem Kranken entstehen so zu seinem Leiden weitere Konflikte. Überflüssige Konflikte, denn Gegensätze zwischen natürlicher und hochschulmedizinischer Therapie sind allemal künstlich konstruiert, oft aus ideologischen Motiven entstanden. Ein solches Vorgehen verstößt gegen die Interessen des Kranken. Gerade bei einer so problematischen und folgenreichen Erkrankung, wie der Krebskrankheit, können wir es uns nicht erlauben, einseitig auf die Kenntnisse und Erfahrungen der einen oder anderen Therapierichtung zu verzichten.

Die Naturheilkunde wird von ihren Kritikern oft noch als zu antiquiert, zu wenig eingreifend oder zu wenig sicht-

bar wirksam angesehen. Dahinter steht wieder das oben angeführte Mißverständnis – zum Nachteil der Kranken.
Alle künstlichen Eingriffe und Einwirkungen können doch langfristig nur zum Wohle des Menschen sein, wenn sie seine natürliche Ordnung nicht zerstören. Daher sind gerade die eingreifendsten Verfahren so problematisch, weil sie wohl den Krankheitsherd bekämpfen, dabei aber andere Zusammenhänge mißachten, wobei eine Schädigung nicht ausgeschlossen ist. Jeder therapeutische Fortschritt ist zu begrüßen, allerdings sollte das Gesamtbefinden der Patienten noch mehr als bisher berücksichtigt werden. Dazu bedarf es eines ganzheitlichen Ansatzes.

Grundsätzliches

Die üblichen naturwissenschaftlichen Methoden in der Medizin sind auf die Erkennung und Behandlung gestörter Organfunktionen oder Organveränderungen gerichtet: also auf das Krankhafte. Dadurch haben wir eine Reihe von Erkenntnissen und Behandlungsmethoden gewonnen, die für den Kranken von großem Nutzen sind. Das ist ohne Vorbehalt zu begrüßen. Allerdings hat diese Entwicklung, wie jede andere auch, ihre Schattenseiten: Mit der fortschreitenden Spezialisierung und Fixierung auf Meßbares ging die Sichtmöglichkeit für andere, nicht meßbare und nicht in dieses System einzuordnende Werte verloren, die für das Leben des Kranken genauso wichtig sind: also auf das Heile, Gesunde.
Konventionelle Medizin bekämpft die Krankheit. Natürliche Therapie stärkt in erster Linie die Gesundheit, bzw. die gesunden Anteile des Kranken.
Beide Wege haben ihre Berechtigung. Jeder für sich ist, gerade in schwerer Krankheit, unvollständig. Ganzheitsmedizin umfaßt beides. Würde ganzheitlicher ge-

dacht, wäre manchem Kranken mancher Irrweg erspart geblieben. Gerade die moderne Spezialistenmedizin bedarf der ganzheitlichen Erkenntnis, zum Nutzen des Menschen.
Ganzheitsmedizin basiert auf dem Bild vom Menschen als Einheit aus Leib, Seele und Geist in seinen natürlichen Beziehungen. Ganzheitsmedizin stärkt den Menschen und aktiviert die gesunden Anteile. Nicht nur die Kranken, auch die Spezialistenmediziner brauchen Ganzheitsmedizin.
Ganzheitsmedizin ersetzt nicht die Hochschulmedizin, sie erweitert sie aber um wesentliches und verbessert so die Chancen der Kranken.
Ganzheitsmedizin erfordert eine Philosophie des Handelns und Orientierung an einem Menschenbild, das alle Phänomene des Lebens miteinbezieht, wie Freude, Glück, Schmerz, Endlichkeit, Sinn, Verantwortung.
Naturheilkunde hat von jeher einen besonderen Zugang zur Bedeutung der Lebenserscheinungen gehabt. Sie erbringt so wichtige Beiträge zu einer ganzheitlichen Medizin.

Das Angebot der Naturheilkunde

Naturwissenschaftliche Hochschulmedizin konzentriert sich auf die Krankheit, sie ist krankheitsfixiert, lokalistisch. Zum Wohle des Kranken bedarf sie der Erweiterung.
Naturheilkunde erweitert die konventionelle Therapie. Naturheilkunde ersetzt nicht die konventionelle Therapie, sie soll nicht mit ihr konkurrieren.
Naturheilkunde ist nicht gegen jemanden oder gegen etwas gerichtet, sondern ausgerichtet auf das Gesunde: mit allen Mitteln, im Einklang mit der Natur.
In Hochschulmedizin und Naturheilkunde finden wir

zwei Konzepte vor, die von geradezu entgegengesetzten Ansatzpunkten ausgehen. Wir sollten auf keinen von beiden verzichten, zumal die vorherrschende Hochschulmedizin ihren Ansatz schon sehr perfektioniert hat und trotzdem für das Wohl des Kranken noch vieles zu wünschen bleibt.
Naturheilkunde mit ihrem anderen Verständnis vom Menschen, ihrer ganzheitlichen Auffassung kann die therapeutischen Möglichkeiten entscheidend erweitern.

Für das Krebsproblem gilt:
Das konventionelle Konzept der lokalistischen Tumorbekämpfung ist zu ergänzen und zu erweitern durch die Behandlung des ganzen Menschen.
Naturheilkundlich orientiertem Denken liegt die Vorstellung zugrunde, daß ein Tumor die örtliche Erscheinung einer Erkrankung des ganzen Organismus sei.
Naturheilkundliche Basistherapie stellt daher konsequenterweise eine Behandlung des ganzen Menschen dar. Dabei sucht sie in erster Linie die gesunden Anteile zu stärken und zu fördern. Ein faszinierender Ansatz, der in der Praxis nicht ganz leicht zu verwirklichen ist.
Der Therapeut ist dabei weniger Vorgesetzter des Patienten, sondern mehr Lehrer und Partner. Natürliche Therapie stellt daher an den Patienten – obwohl sie ihn weniger belastet – größere Anforderungen.

Der Patient muß bereit sein, zu lernen, sein bisheriges Leben zu ändern, heil, das heißt ganz zu werden. Obwohl dies selbstverständlich klingt, ist dies für viele Menschen eine nicht selbstverständliche, schwierige und abenteuerliche Entwicklung. Der betroffene Mensch wird dadurch in seinen Fundamenten berührt, aber er wird wertvollen Gewinn davontragen. Leider sind viele Menschen träge geworden durch Zivilisation und Entfremdung, zu dieser Entwicklung nicht bereit. Sie bedürfen der Hilfe.

Wenn nur eine gewisse Bereitschaft vorhanden ist, ist diese Hilfe in den Angeboten natürlicher Therapien zu finden. Immer wieder habe ich – auch bei mir selbst – erfahren, daß natürliche Lebensweise und Therapie außerordentlich tiefreichende Wirkungen auf Lebenskraft und Sinnfindung hat. Während viele zivilisatorische Einflüsse sich selbst verstärkende, negative, schwächende Prozesse auslösen, sogenannte „Teufelskreise", gilt für die natürliche Lebensweise und Therapie das Umgekehrte: sie wirkt lebensfördernd, in ständiger stetiger Verstärkung. Ist das nicht eine faszinierende Erweiterung zum sinnreichen, bewußten Leben? Kann das die konventionelle Medizin? Kann man es sich leisten, darauf zu verzichten?

Naturheilkunde fordert und fördert:

- bewußte, sinnorientierte Lebensweise,
- bescheidene, gesunde Ernährung (s. S. 98),
- Anregung der Selbstheilungs- und Abwehrkräfte,
- richtige Atmung, Pflege der Sauerstoffversorgung des Organismus,
- souveräne Meidung von unnötigen, schwächenden Einflüssen.

Kernpunkt: Förderung der Selbstheilungskräfte

Die Basis der echten natürlichen Therapien (verschiedenen Richtungen gemeinsam) beruhen auf:

- Verbesserung von Sauerstoffaufnahme und -versorgung der Zellen
- Aktivierung des Mesenchyms (Bindegewebes), dem Träger der Abwehrfunktionen (Immunsystem, RES)
- Entlastung der Leberfunktion (Entgiftung) von unnötigen Noxen (v. a. Alkohol, viele Medikamente)
- Lenkung des Dickdarmmilieus (Symbioselenkung), d. h. Förderung der erwünschten nützlichen Darmkeime
- Pflege seelischer Harmonie.

Dem dient ein ganzes Bündel von Maßnahmen, das nicht mit Herumprobieren verwechselt werden darf! Ein ungezieltes „Herausnehmen" von Einzelmaßnahmen ist nicht zu empfehlen, sondern nur ein geschlossenes Programm, das konsequent durchgeführt wird. Konsequent, aber ohne Zwang.

Dieser Ansatz will eine Basis gesunden Lebens schaffen – übrigens nicht nur für kranke Menschen – und ist daher kein Ersatz, auch keine Konkurrenz für hochschulmedizinische Therapien.

MISTELTHERAPIE

Die Mistel dürfte das wichtigste Mittel der unkonventionellen Therapieansätze sein. Die Inhaltsstoffe der Mistel aktivieren das Mesenchym und den Wärmeorganismus (intravenöse, auch subcutane, Mistelgaben wirken fieberstimulierend), daneben wirken sie in höherer Konzentration cytostatisch. Erkrankte Zellen werden von Mistelextrakten stärker und früher gehemmt als gesunde. Diese Wirkung beruht nicht nur auf einem Inhaltsstoff der Mistel, sondern auf einem Bündel an Wirkstoffen.

Übrigens wird nach zahlreichen Erfahrungen auch die Verträglichkeit chemischer Cytostatika durch Mistelgaben (injiziert) verbessert. Die Einführung der Mistel zur Therapie von Tumorleiden geht zurück auf Rudolf Steiner. Sie wurde zunächst in der von ihm angeregten, anthroposophisch orientierten Medizin angewendet, hat aber inzwischen weitere Verbreitung und experimentelle Bestätigung gefunden. Faszinierend ist die von R. Steiner intuitiv (auf dem anthroposophischen Erkenntnisweg) gefundene Mistelwirkung, die erst später, wie erwähnt, experimentell bestätigt wurde. Fast genauso faszinierend ist die emotional geprägte Ablehnung der Mistelpräparate bei manchen Klinikern (nicht allen) und theoretischen

Medizinern (die gewöhnlich keine eigenen Erfahrungen mit der Misteltherapie haben).

Selbstverständlich ist auch die Mistel kein Wundermittel. Die in ihr vereinigten Wirkprinzipien entsprechen aber in ihrem Maß den naturheilkundlich orientierten Therapieprinzipien. Die **Patienten berichten** nach Einleitung einer Misteltherapie häufig spontan von **einer Besserung ihres Befindens und Linderung eventueller Schmerzen.** Besonders erfreulich ist die Aufhellung depressiver Stimmung und Aktivierung der Patienten. Wie diese Verbesserung der Gemütslage zustande kommt, ist bisher nicht bekannt. Sie scheint jedenfalls zu ausgeprägt, regelmäßig und anhaltend, um sie als Placeboeffekt (Scheinwirkung) abzutun. Bezeichnenderweise ist sie bisher naturwissenschaftlich nicht erklärbar.

Entsprechend der Herkunft der Misteltherapie aus der anthroposophischen Medizin werden verschiedene Mistelpräparate (von unterschiedlichen Wirtsbäumen) verwendet, je nach Geschlecht und dem befallenen Organ. Die Beschreibung „Einwirkung auf den Wärmeorganismus" entstammt ebenfalls der anthroposophischen Medizin. Daß **Steigerung der Körpertemperatur,** also Fieber, **tumorhemmend** wirkt, ist inzwischen unumstritten. **Mistelpräparate sollen** daher zweckmäßig zum **Zeitpunkt der biorhythmisch ansteigenden Körpertemperatur, nachmittags, verabreicht werden.**
Da für die erwähnten Wirkungen der Mistel hauptsächlich eiweißartige Stoffe verantwortlich sind, müssen die Präparate gespritzt werden (meist subcutan, unter die Haut, eventuell auch intravenös); die Einnahme, etwa in Form von Tropfen wäre hier sinnlos. Dabei können zu Anfang entzündungsartige örtliche Reaktionen auftreten (Zeichen der mesenchymaktivierenden Wirkung), die später verschwinden.

Im Handel befinden sich Mistelpräparate verschiedener Firmen, die sich in Konzentration, Herstellungsprozeß und Methoden der Entkeimung unterscheiden (z. B. Abnoba-Viscum, Helixor, Iscador, Iscucin, Plenosol).
Die **Mistel** nimmt eine ganz besondere Stellung ein, weil sie **zwei** scheinbar widersprüchliche Therapieprinzipien vereinigt:

1. **Die stimulierende Wirkung auf das Mesenchym,** insbesondere Immunsystem und Lymphocyten (Mistelpräparate können daher auch zur Behandlung von Nebenwirkungen, nämlich dem Abfall weißer Blutkörperchen und der Immunschwächung nach Chemotherapie oder Bestrahlung eingesetzt werden).
   Zur Therapie-Kontrolle s. S. 152.

2. **Die hemmende Wirkung auf Krebszellen**
   Unter den außergewöhnlichen Inhaltsstoffen der Mistel sind die Lektine von besonderer Bedeutung. Lektine heften sich an die Oberfläche von Körperzellen und machen so Tumorzellen für die körpereigene Abwehr leichter erkennbar. Die Lektinfraktionen der Mistel zeigen eine unterschiedliche biologische Aktivität. Die Lektine sollten eher niedrig als zu hoch dosiert werden, da sich bei höherer Dosis die Wirkung umkehrt. Optimal sind Lektindosierungen von 0,5–1 ng (millionstel Milligramm) pro kg Körpergewicht je Injektion. Inzwischen wurden speziell auf den Lektingehalt standardisierte Mistelpräparate (Eurixor, Iscador spezial) entwickelt. Offensichtlich kommt die Lektinwirkung aber nur im Gesamtzusammenhang mit den anderen Mistelinhaltsstoffen richtig zum Tragen. Insgesamt scheinen nach langer Erfahrung niedrigere Misteldosierungen wirksamer als höhere zu sein. Als Maß für die optimal wirksame Dosierung kann die Körpertemperatursteigerung um 0,5–1 Grad (nur bei

Injektion am Nachmittag oder Abend) und der Anstieg der T4 (T-Helfer-)Zellen sowie der NK-Zellen (s. S. 153) dienen.
Keinesfalls sollten die Wirkungen der Mistel auf die isolierte Wirksamkeit der Lektine (Mistellektin I) reduziert werden. **Immunität** bedeutet **mehr als** die **Abwehr** körperfremder Zellen oder körperwidriger Substanzen. Immunität ist die Integration von Selbstbewußtsein und toleranter Kommunikation.
Wenn das Körperbewußtsein fehlt, wenn die Kommunikation gestört ist, wenn der Stoffwechsel nicht mehr vom Geist mit seiner sinnvollen Lebensordnung durchdrungen ist, dann können ungehemmte und undifferenzierte Wucherungen entstehen. Dann ist zwischen Seele und Geist auf der einen Seite und andererseits den körperlichen Wachstumsprozessen eine Spaltung entstanden, gewissermaßen eine örtliche Schizophrenie in Zellen und Geweben.
Für die Therapie sind prinzipiell zwei Ansatzpunkte möglich:
Die eine Therapierichtung geht die wuchernden Prozesse direkt an, indem sie deren Zellbildungen wegschneidet oder mit Strahlen oder Chemotherapeutika abzutöten versucht. Die andere Therapierichtung versucht, die chaotisch-autistisch gewordenen Gewebe wieder der Ordnung des Organismus entsprechend geistig zu durchdringen.
Beide Therapieansätze stehen sich diametral gegenüber – und sind doch miteinander vereinbar. Es wäre unberechtigt, einen der Ansätze (welchen auch immer) von vorneherein abzulehnen. In den Wirkungen der Mistel finden sich beide Therapieansätze vereint. So kann die Mistel auch zu einem erweiterten Therapieverständnis der Krebskrankheit beitragen, das neben dem körperlichen auch den seelischen und geistigen Bereich miteinbezieht. Nur mit einem erweiterten Ver-

ständnis und darauf beruhender Therapie werden wir das Problem der Krebskrankheit weitergehend lösen können. Zu den äußeren, eingreifenden, tumorabbauenden Therapien müssen innere, konstruktive, tumordurchdringende Ordnungskräfte kommen.
Heilung kann letztlich nur aus Ordnung und Einordnung, d. h. aus Harmonie, entstehen.
Die Krebskrankheit ist als Symptom verlorener innerer und äußerer Harmonie zu verstehen, begünstigt auch durch äußere Disharmonie und Unordnung. Mechanische Therapie beseitigt – bestenfalls – die Tumorzellen. Um wirkliche Heilung finden zu können, muß die Wiederherstellung der verlorenen Harmonie und Ordnung dazukommen. Diese Aufgabe ist in der heutigen Zeit äußerst schwierig geworden.
Die Misteltherapie, richtig verstanden, kann dabei helfen. Symbolisch ist das Blühen und das Reifen der Samen dieser außergewöhnlichen Pflanze – mitten in der dunkelsten Jahreszeit. Unsere Ära kann mit Symbolen nicht mehr viel anfangen: materialistische Wissenschaft fordert Untersuchungen und Beweise. Auch auf dieser Ebene kann die Mistel mithalten. Gewiß sind ihre **direkt** tumorbekämpfenden Potenzen ungleich schwächer als die von Operationen, Bestrahlungen oder Cytostatika.
Persönlich bin ich der Auffassung: die Mistel leistet anderes – mehr auf anderen Ebenen – und, richtig verstanden, manchmal insgesamt mehr. Für meine ärztliche Arbeit möchte ich jedenfalls auf die Mistel niemals verzichten.
Vorsicht und sorgfältige ärztliche Überwachung ist geboten bei aktiver Tuberkulose, schwerer Angina pectoris und – seltenen – Mistelallergien.

Spektakulär ist die Behandlung mit Thymusextrakten. Immerhin hat sich die Thymustherapie seit den fünfziger Jahren gehalten, seit der schwedische Tierarzt Ellis Sandberg über aufsehenerregende Heilungserfolge mit Hilfe des von ihm hergestellten Extraktes aus der Thymusdrüse berichtete. Seine Dokumentation genügt allerdings nicht den heutigen Anforderungen. Nach neuesten Erkenntnissen bestehen keine Zweifel, daß der Thymusdrüse eine überragende Bedeutung für das Immunsystem und damit auch für die Krebsabwehr zukommt. Inwieweit die Funktion dieses Organs, das in der Regel im Erwachsenenalter verkümmert, zu stimulieren bzw. zu ersetzen ist, ist noch nicht ganz klar. Standardisierte Thymuspräparate sind zur Zeit Gegenstand intensiver Forschung und berechtigen zu wesentlichen Erwartungen.
Die Möglichkeit, durch Aktivierung der Thymusfunktionen Schwächungen des Immunsystems bessern und ausgleichen zu können, ist faszinierend. Derartige Schwächungen der körpereignen Abwehr entstehen durch Umweltschäden, Lebensweise, individuelle Besonderheiten, therapeutische Eingriffe, aber auch „normal" mit dem Altern. Die bisher vorliegenden kontrollierten Kenntnisse dazu sind noch zu gering, um verbindliche Empfehlungen geben zu können.

Die Wirkung von Thymuspräparaten muß sorgfältig verfolgt werden, da die Thymusdrüse neben ihrer stimulierenden Wirkung auf die T-Lymphozyten (Abwehrzellen) offensichtlich noch über weitere komplexe Wirkungen verfügt. Übrigens steht inzwischen auch das Thymushormon Thymostimulin als Reinsubstanz zur Verfügung.

Die sogenannte Zytoplasmatische Therapie verwendet statt der ganzen Zellen speziell hergestellte Zellbestandteile aus Thymus und anderen Organen (Neytumorin®). Diese Me-

thode ist nach den bisherigen Erfahrungen risikolos, zumal sie mit homöopathischen Dosen beginnt.
Obwohl von der Schulmedizin nicht allgemein anerkannt, wird doch über experimentelle und individuelle Erfolge berichtet, die Anlaß zu Hoffnung geben.
In der Hand erfahrener und kritischer Ärzte könnte die Therapie damit zusätzliche Möglichkeiten gewinnen.
Persönlich meide ich, soweit für den Kranken vertretbar, Produkte vom getöteten Tier.

THERAPIE MIT ENZYMEN

Es wurde bereits erwähnt, daß die körpereigene Abwehr, Hauptträger:
das Immunsystem prinzipiell in der Lage ist, Zellen, die sich zur Krebszelle hin entwickeln, zu bekämpfen. Nur so ist es zu erklären, daß solche ständig entstehenden Zellen in der Regel **nicht** zur Krebserkrankung führen – wenn die Abwehrfunktionen in Ordnung bzw. nicht gestört sind. Wenn es durch das Zusammentreffen mehrerer ungünstiger Faktoren zum Überleben veränderter Zellen und deren Vermehrung kommt, verliert leider das Immunsystem an Einfluß. Der Hauptgrund dafür scheint zu sein: Die Krebszellen maskieren sich an ihren Oberflächen, so daß sie vom Immunsystem nicht mehr erkannt und bekämpft werden können. Die Therapie mit Enzymen soll die Zelloberflächen „reinigen“, um sie der Einwirkung des Immunsystems wieder zugänglich zu machen. Enzyme bringen biochemische Reaktionen in Gang, wie es von den Verdauungsenzymen im Darm, aber auch für Synthesen und Abbauvorgänge in den Zellen allgemein bekannt ist. Soweit die „maskierenden“ Oberflächenfilme dem enzymatischen Abbau zugänglich sind, erscheint die Enzymtherapie als elegante Methode. Für die Aussaat von Tumorzellen (Metastasierung) ist deren „Ankleben“ im gesunden Gewebe von Bedeutung. Die

Eiweißstoffe, die für das „Ankleben" verantwortlich sind (Fibrin), können von Enzymen abgebaut werden. Da Enzyme selber Eiweißstoffe sind, unterliegen sie bei der Einnahme im Magendarmtrakt ihrerseits – zumindest teilweise – der Verdauung, also dem Abbau. Die Verabreichung muß daher in Arzneiformen erfolgen, die die Enzyme möglichst vor dem Abbau schützen. Die Gabe in Form von Injektionen umgeht den Verdauungsabbau, ebenso wie Klistiere und Zäpfchen sowie – nach mehreren Studien – speziell hergestellte Dragees.

Für die Enzymtherapie wird vorgeschlagen möglichst hohe Dosierungen über lange Zeit anzuwenden (Dauertherapie). Nach den bisherigen, umfangreichen Erfahrungen sind die verwendeten Enzympräparate auch bei Langzeitanwendung gut verträglich. Die – bei allen Eiweißstoffen – möglichen allergischen Reaktionen treten nur sehr selten, fast ausschließlich bei wiederholten Injektionen auf. Gesunde Zellen werden, auch bei voller Ausschöpfung der Maximaldosierung, nicht angegriffen. Dagegen konnte (in Gewebekulturen) nachgewiesen werden, daß Tumorzellen unter Einwirkung der Enzyme zerfallen.
Proteolytische Enzyme sind z. B. unter den Handelsnamen Wobe-Mugos®, Traumanase forte® und Wobenzym® im Handel.

UMSTIMMUNGSMITTEL

Neben den genannten Methoden wird eine Reihe von Mitteln angeboten, die man als Umstimmungsmittel zusammenfassen kann, mit dem Ziel, schwächende Einflüsse auszugleichen und im Stoffwechsel reparative Vorgänge einzuleiten. Darunter finden sich Organ- und Gewebsextrakte, aus Bindegewebe, Blut, Milz, Pflanzenextrakte und Bakterienlysate. Sie sind selbstverständlich nicht als spezifische Medikamente anzusehen, doch läßt ihre Anwendung eine Besserung des Milieus erwarten. Dies ist häufig an der Besserung des Allgemeinbefindens zu erkennen (s. S. 152).

Zur Förderung der bindegewebseigenen Abwehr werden Extrakte aus RES-reichen Organen angewendet. RES steht als Abkürzung für reticuloendotheliales System, neuerdings auch als RHS (reticulohistiocyläres System) bezeichnet. Gemeint sind damit Gewebsverbände, die zur Aufnahme und Inaktivierung von Fremdstoffen bzw. Fremdzellen dienen. Das RES ist mit das wichtigste unspezifische Abwehrsystem des Organismus. Besonders RES-reich sind Lymphknoten, Thymus, Knochenmark, Milz, Gaumenmandeln und Leber.

Von den RES-Organextrakten (tierischen Ursprungs) findet das Mittel Polyerga® wohl die breiteste Anwendung. Es enthält isolierte Glycopeptide in reiner Form mit gärungssenkender Wirkung. Das Mittel ist gut verträglich, zeigt in üblicher Dosierung kaum Nebenwirkungen.

Bei Patienten mit fortgeschrittenem (!) Magencarcinom war in einer Langzeitstudie festgestellt worden, daß dreimal mehr der behandelten Patienten die kritische Fünf-Jahres-Marke überlebten. In anderen Studien wurden mit dem RES-Mittel wesentliche Verbesserungen von Allgemeinbefinden und Schmerzzuständen beobachtet. Die Anwendung sollte möglichst in Injektionsform dreimal wöchentlich erfolgen, ergänzt durch die orale Gabe von 2–3 Dragees täglich vor den Mahlzeiten. Mit den Drageepräparaten sollten Enzympräparate nicht gleichzeitig gegeben werden, um eine Wirkungsschwächung der Peptide zu vermeiden.

BIOLOGICAL RESPONSE MODIFIER

Die Bedeutung immuntherapeutischer Maßnahmen wird in der offiziellen Medizin eher noch geringgeschätzt. Die derzeit verfügbaren Immuntherapeutika wirken unspezifisch, d.h. sie aktivieren Makrophagen („Freßzellen"), zytotoxische T-Lymphzellen und verschieben innerhalb der T-Lymphzellen das Gleichgewicht von aktivierenden zu unterdrückenden Lymphzellen zugunsten der aktiven T4-Helferzellen.

Substanzen mit unspezifischer immuntherapeutischer Wirkung werden nach den Richtlinien des National Cancer Institute der USA als Biological Response Modifier bezeichnet.

Biological Response Modifiers sollen durch Prägung der körpereigenen Abwehr („Selbstheilungskräfte") Tumoren therapeutisch günstig beeinflussen, also tumorwachstumshemmend wirken. Biological Response Modifier können körper**eigene** Substanzen wie Interferone und Interleukine oder körperfremde Substanzen wie das BCG-Bakterium (abgeschwächter, zur Impfung verwendeter Tuberkulose-Erreger), das KL-Haemocyanin (Blutfarbstoff der Meeresschnecke Megathura crenulata) und auch die Mistelproteine sein.

Zu den in dieser Hinsicht am genauesten untersuchten Wirkstoffen gehört das Kl-Haemocyanin, Handelsname Immucothel®. Diese Substanz befindet sich derzeit noch in der klinischen Prüfung, zur unterstützenden Behandlung des Harnblasencarcinoms. Bisherige Ergebnisse lassen eine Senkung der Wiederauftretungsrate dieser Erkrankung nach Therapie um rund 80 Prozent erwarten. Die Initiative zur Anwendung und geplanten biotechnischen Herstellung dieser Substanz geht in der Bundesrepublik Deutschland von einem engagierten forschenden Unternehmen in Stuttgart aus.

In der Wirksamkeit auf das Blasencarcinom ist das Kl-Haemocyanin mit etablierten Cytostatika nach den bisherigen Untersuchungen **mindestens** ebenbürtig. Derzeit erfolgt die Anwendung nur in Form kontrollierter Studien.

Möglicherweise kann die weitere Anwendung und Forschung mit diesem Biological Response Modifier auch den

Wert anderer Immuntherapeutika erhellen. Der Wert unspezifischer Immunmodulation zeichnet sich jedenfalls schon exemplarisch ab.

SYMBIOSELENKUNG

Besonders erwähnt seien davon die Mittel, die auf das Dickdarmmilieu einwirken sollen. Die Art der Nahrung: Vollkornprodukte, Sauermilcherzeugnisse, Milchzucker, wenig Fleischprodukte steht dabei an erster Stelle, denn damit wird die Dickdarmflora entscheidend beeinflußt. Der Darmtrakt mit seinen zahlreichen Lymphfollikeln ist wichtiger Teil des Immunsystems. Darüber hinaus können im Dickdarm unter ungünstigen Bedingungen (Ballaststoffmangel, sehr fettreiche und eiweißüberschüssige Ernährung) belastende Stoffe für den Gesamtorganismus entstehen, insbesondere für die Leberfunktion. Auf diesen Erkenntnissen beruhen Maßnahmen, die die Dickdarmflora beeinflussen, also krankmachende Bakterien unterdrücken und erwünschte Darmbakterien (Symbionten) fördern sollen, vorzugsweise die symbiontische Bifidusflora (s. S. 103). Neben der Nahrung, wie erwähnt, werden dafür spezielle pharmazeutische Präparate angeboten. Allen diesen Empfehlungen ist gemeinsam: Die Bildung von unerwünschten toxischen Stoffwechselprodukten im Darmlumen soll vermindert oder gar unterbunden werden, um den Gesamtorganismus, insbesonders die Leber, zu entlasten.
Darüber hinaus schafft eine intakte säurebildende Bakterienflora in den untersten Dünndarm- und allerersten Dickdarmabschnitten die Voraussetzung für eine gesundheitsfördernde Dickdarmflora. Deren wichtigster gesundheitsfördernder Beitrag besteht in der Bildung von Desoxycholsäure aus den körpereigenen Gallensäuren. Die Desoxycholsäure ist eine der wichtigsten immunaktivierenden Substanzen (Aktivierung der Makropha-

gen, auch gegen Tumorzellen, damit indirekt auch Aktivierung von T-Helfer-Lymphzellen und NK-Zellen). Der menschliche Organismus kann die Desoxycholsäure nicht selber herstellen und ist daher auf die Symbiose mit geeigneten Darmbakterien für die Gesundheit dringend angewiesen.
Noch viele Präparate, die hier nicht erwähnt wurden, sind auf dem Markt. Zum Teil werden sie reißerisch in bunten Zeitschriften hochgelobt und wecken die Hoffnung der Menschen. Doch sei vor der schädlichen Enttäuschung gewarnt, wenn sich die Erwartungen nicht erfüllen sollten. Rücksprache mit einem aufgeschlossenen, aber kritischen Arzt ist jedenfalls zu empfehlen. Niemals sollten bewährte Therapieprinzipien dafür geopfert werden. Der dargestellten Gesamttherapie ist der Vorzug zu geben, vor isolierten Einzelmitteln.
Noch einmal sei daran erinnert: In der Tumortherapie darf es nicht primär darum gehen, recht zu haben oder um Konkurrenz, sondern in allererster Linie um die bestmögliche, gewissenhafte Hilfe für den kranken Menschen.
Die hochschulmedizinischen Therapieverfahren sind unbestritten hocheffektiv. Sie bleiben aber schon deshalb einseitig, da sie dem Kranken mitsamt seinem Körper eine passive Rolle zuweisen. Ganzheitliche, verantwortungsvolle naturheilkundliche Therapie ergänzt die konventionellen Methoden in wichtiger, unverzichtbarer Weise, denn sie fordert den ganzen Menschen, aktiviert seine gesunden Anteile und stärkt ihn.

MILCHSÄURE ALS THERAPEUTIKUM

Innerhalb des naturheilkundlichen Therapieansatzes kommt der inneren Atmung eine große Bedeutung zu, sowohl für die Krankheitsentstehung als auch für therapeutische Hilfe. Eine Schlüsselstellung hat dabei die rechtsdrehende Milchsäure (s. u.).

Atmung – Gärung
Die Energiegewinnung in den Zellen des Menschen erfolgt in der Regel durch **Oxidation,** d. h. durch die Umsetzung der Nährstoffe mit Sauerstoff **(innere Atmung).** Intensive körperliche Bewegung fördert die oxidative Energiegewinnung um das **18fache.** Eine Ausnahme bilden die Muskelzellen, die vorübergehend, bei starker Belastung, einen Teil ihrer Energie ohne Sauerstoff, durch sogenannte anaerobe Glykolyse beziehen können.
Aufspaltung von Kohlenhydraten **ohne** Sauerstoff wird als **Gärung** bezeichnet. Entwicklungsgeschichtlich frühe (sog. primitive) Lebewesen haben so ihre Energie bezogen.
Die Energieausbeute bei der Gärung ist wesentlich geringer, als bei der Oxidation. Höhere Lebewesen konnten entstehen, nachdem sie die Atmung gefunden hatten.
Die Notwendigkeit der Atmung ist jedem Menschen bewußt. Die Lungen nehmen den Sauerstoff aus der Atemluft auf, das Blut transportiert ihn zu den Zellen, dort wird er von besonderen Atmungsfermenten übernommen und in den Mitochondrien (speziellen Zellkörperchen) verwertet und umgesetzt.
Prof. Otto Warburg verdanken wir die Erkenntnis, daß Krebszellen den Großteil ihrer Energie durch Gärung produzieren. Er fand nämlich **in Tumorzellen** erhöhte Mengen an Milchsäure, insbesondere an **linksdrehender Milchsäure.** Die Tumorzelle stellt daher einen Rückfall in archaisch, frühe „primitive" Ebenen dar.
Dazu bedarf es einer Erläuterung der beiden verschiedenen Formen der Milchsäure und ihrer Entstehung:

DIE MILCHSÄURE UND IHRE FORMEN

Von der Milchsäure existieren zwei Formen, die chemisch nicht zu unterscheiden sind: die rechts- und die linksdrehende Milchsäure. In ihrem räumlichen Aufbau verhalten sie sich wie Bild und Spiegelbild zueinander.

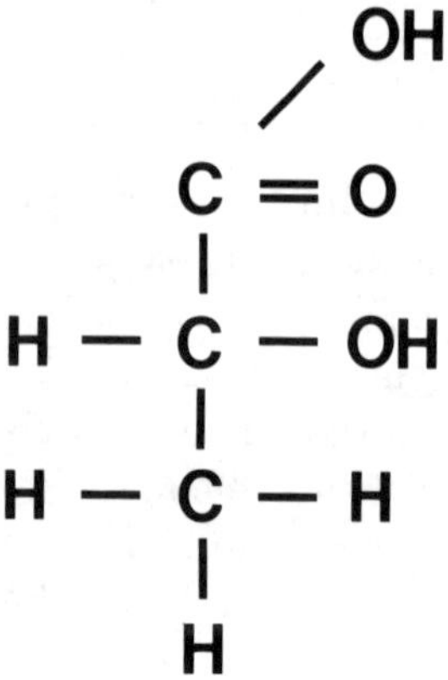

D(–) Milchsäure
linksdrehend

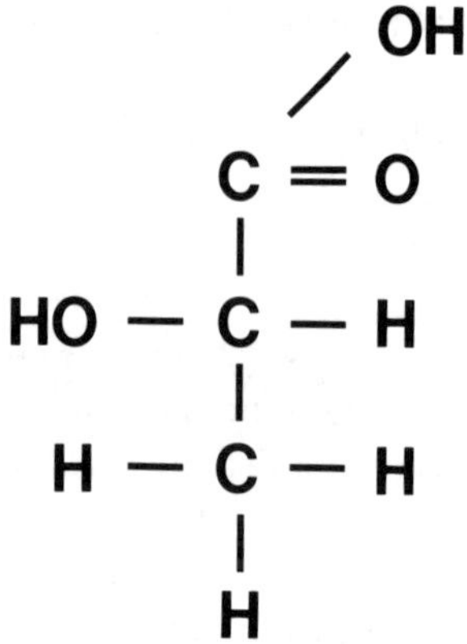

L (+) Milchsäure
rechtsdrehend

Die Besonderheit: In den Körperzellen der gesunden Menschen entsteht nur die rechtsdrehende Form, wie erwähnt im Muskelstoffwechsel. Die normale symbiontische Darmflora bildet ebenfalls Rechtsmilchsäure. Störungen dieser Darmflora (vor allem ernährungsbedingt) begünstigen Keime, die auch oder überwiegend linksdrehende Milchsäure erzeugen.

Die biologisch unterschiedliche Wirkung von Rechts- und Linksmilchsäure

Beide Formen der Milchsäure werden resorbiert, d. h. in den Organismus aufgenommen. Dabei sind die (chemisch nicht unterscheidbaren!) Formen der Milchsäure **biologisch unterschiedlich aktiv**. Vereinfacht ausgedrückt: Der Organismus hat mit der **Linksmilchsäure** größere Schwierigkeiten, sie ist schwerer und langsamer auszuscheiden, verbraucht dabei mehr Mineralstoffe und **kann die Zellatmung hemmen** (Seeger und Schacht).
Dagegen aktiviert rechtsdrehende Milchsäure die Zellatmung.

Prof. Otto Warburg fand bereits 1925 in Tumorzellen (des Jensen-Sarkoms) linksdrehende Milchsäure. Er konnte weiterhin zeigen, daß embryonale Mäusezellen, die in ihrer Atmung gehindert werden, ihren Energiestoffwechsel auf Gärung umstellen. P. Seeger erkannte als Ursache von Gärungserscheinungen die Zerstörung der Mitochondrienmembranen (Orte der Zellatmung) und der Cytochromoxidase (Atmungsfermente), durch Carcinogene oder andere Schädigungen entstanden.
Nach Warburg und Seeger führt Sauerstoffmangel oder Störung der inneren Atmung (Fermentzerstörung) zum Überwiegen der Gärung und damit zum typischen Stoffwechsel der Krebszelle.
Indikator ist die linksdrehende Milchsäure, die im Organismus durch Gärung nur dort entsteht, wo Fermente nicht strukturgebunden sind.
Sauerstoffmangel oder unzureichende Atmungstätigkeit führt zum Tod der Zelle **oder** bei unterschwelliger, chronischer Schädigung zum Rückfall auf die primitive, entwicklungsgeschichtlich frühe Art der Energiegewinnung durch Gärung. Die differenzierte Zelle kann dann nur noch in undifferenzierter Weise, nämlich als Tumorzelle überleben. Damit ist die Krebsentstehung als Rückfall auf eine vorgeschichtliche Überlebensweise der Einzelzelle zu interpretieren – mit ungünstigen Folgen für den Gesamtorganismus.

Warburgs Theorie steht so im Zentrum einer biologischen Deutung des Krebsgeschehens. Sie integriert fast alle – auch die späteren – Theorien der Krebsentstehung. Noch mehr: Sie erscheint von enormer praktischer Bedeutung. Leider wurde sie in den hochschulmedizinischen Konzepten wenig berücksichtigt – aber niemals widerlegt.

Warburgs Theorie lehrt, Krebs als biologisches Phänomen zu verstehen und einzuordnen: als Allgemeinerkrankung, die sich zunächst an einzelnen Zellen äußert und schließlich den Organismus im Ganzen bedroht. Es wird deutlich, daß eine Vielzahl von Schädigungen, die wenigstens teilweise abwendbar sind, im Zellstoffwechsel gleichartige Störungen hervorruft. Begründete naturheilkundliche Ansätze zur Gesunderhaltung bauen auf den Erkenntnissen Warburgs auf.

PRAKTISCHE KONSEQUENZEN AUS DIESER THEORIE

Diese Konsequenzen sind als wichtige, kaum verzichtbare Maßnahmen einer gesunden Lebensführung anzusehen (auch und gerade bei bestehender Erkrankung), jedoch nicht als Ersatz einer spezifischen örtlichen Therapie. Jede spezifische Therapie wirkt intensiv, jedoch beschränkt auf spezielle Krankheitsbereiche. Dabei hat sie unvermeidbare, möglichst gering zu haltende Nebenwirkungen, vielfach in anderen Ebenen.
Die Beachtung von Warburgs Erkenntnissen sollte dazu beitragen, die Möglichkeiten der spezifischen hochschulmedizinischen Therapien zu erweitern.

Die Symbioselenkung

Die normalen, lebenswichtigen Darmbakterien bilden rechtsdrehende Milchsäure. Rechtsmilchsäure verbessert, durch experimentelle Befunde belegt, die Zellatmung.
Durch Fehlernährung und schädigende Nahrungsbestandteile kann es zu einer Verschiebung der Dickdarmflora kommen, der sog. Dysbiose. Kollath fand eine Dysbiose bei den von ihm untersuchten Krebspatienten.
Die Wiederherstellung der optimalen Dickdarmflora erscheint daher immer wünschenswert (s. S. 42 und 85).

Beachtung von Zuckerart und -gehalt der Nahrungsmittel

Im Blut wird Traubenzucker in relativ konstanter Menge (ca. 80 bis 140 mg % beim Gesunden) transportiert, als sog. Blutzucker, und den Körperzellen „angeboten". Nach experimentellen Befunden wirkt Glukose (Traubenzucker) beschleunigend auf die Gärung in Tumorzellen und auf die Wachstumsgeschwindigkeit. Nun ist es mit dem Leben nicht vereinbar, Tumorzellen durch radikale Senkung des Blutzuckers „aushungern" zu wollen. Andererseits erscheint es nicht empfehlenswert, Blutzuckerspitzen zu haben, die durch „Überladung" der Zellen (bei reaktiver Insulinausschüttung) gärungsfördernd wirken könnten. Blutzuckerspitzen verhindern heißt: schnellresorbierbare Kohlenhydrate (Zucker) meiden (s. S. 101). Soweit möglich, trägt dazu auch Ausgeglichenheit im vegetativen Nervensystem bei, da einseitiges Überwiegen des „Streßnerven" Sympathikus ebenfalls den Blutzucker in die Höhe treiben kann. Übrigens scheinen Zuckerkranke (mit Insulinmangel) infolge ihrer erhöhten Blutzuckerspiegel nicht stärker gefährdet durch die intrazelluläre Gärung, da der Insulinmangel zwar einen Anstieg des Blutzuckers, dabei aber einen verminderten Glukosespiegel in den Zellen bewirkt.

Beachtung der „äußeren" Atmung

Atmung geschieht normalerweise unwillkürlich. Zivilisationseinflüsse verändern sie: Der Atem wird hastiger, flacher. Die meisten Menschen atmen anders als von der Natur vorgesehen, also falsch: im Sitzen, mit hochgezogenen Schultern, oberflächlich, vorwiegend mit dem Brustkorb, eher zu schnell. Auf die Qualität der Atemluft, die wir uns nur bedingt aussuchen können durch die Wahl der Aufenthaltsorte, soweit möglich, sei ebenfalls hingewiesen. Ob alle diese Faktoren ohne Einfluß auf die Sauerstoffversorgung der Zellen bleiben, auf unser Leben? Wir ver-

fügen über erstaunlich wenig gesicherte Erkenntnisse darüber. Menschen, die Erfahrungen gewonnen haben über die Einflüsse der Atmung, basierend auf Einsichten des östlichen Kulturkreises, berichten über Harmonisierung und Intensivierung des Lebensgefühls, über ein gesteigertes Wohlbefinden.
Eigenmächtige, zwanghafte Atemübungen sind allerdings nicht zu empfehlen. Die Anleitung durch erfahrene Atemtherapeuten ist hilfreich. Gute Zugangswege eröffnen Meditation, Yoga- oder Zenübungen – und andere bewährte Lehren, die über Wissen von der Atmung verfügen.

Bewußte Pflege der Atmung beginnt mit dem Ausatmen, denn nur ein leeres Gefäß ist wirklich neu zu füllen. Die Phase des Ausatmens dauert länger als das Einatmen (s. u.). Zwischen Ausatmen und Einatmen liegt eine kurze Pause. Richtiges Einatmen erfolgt durch die Nase. Die Atemluft wird dabei kräftig eingezogen und berührt die Schleimhäute unter der Basis des Gehirns. Der Sog erfolgt vornehmlich durch das Zwerchfell (zu prüfen mittels Handauflegen auf die Bauchdecke). Das Einatmen geschieht ganz selbstverständlich.

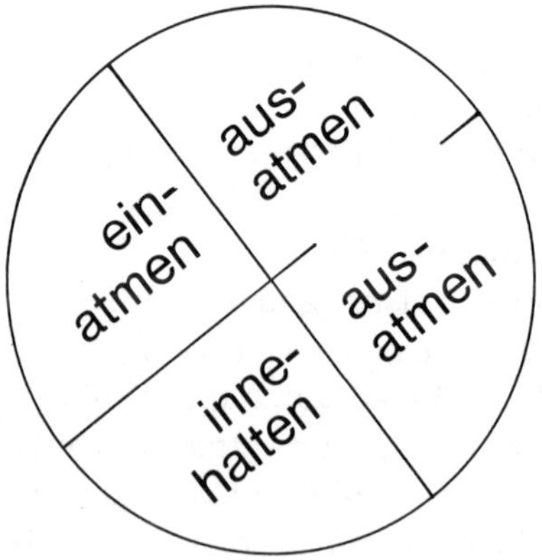

Der Atemzyklus

Jeder Atemzyklus gliedert sich so in **vier zeitlich gleich lange Teile,** von denen zwei auf das Ausatmen entfallen. Also: **ausatmen – ausatmen – innehalten – einatmen.** Dabei ist das Ausatmen, wie jeder schon in Alltagssituationen erfahren hat, mit dem Gefühl der Erleichterung, Befreiung und Harmonisierung verbunden („aufatmen"). Meditativ vertiefte und geübte Atmung kann mit den Worten – und Empfindungen–: loslassen – niederlassen (Ausatmung) – eins werden (Pause) – neu werden (Einatmen) verbunden werden (nach Klemens Tilmann: Die Führung zur Meditation).
Jedem Menschen – ob gesund oder krank – ist diese Übung der Atmung zu empfehlen. In jedem Fall führt sie zu einer Förderung der inneren Harmonie.

Die innere Atmung
Darunter ist die Sauerstoffaufnahme in die Zellen und die Entladung von flüchtigen Stoffwechselprodukten (Kohlendioxid) zu verstehen. Der enge Zusammenhang mit der äußeren Atmung (siehe vorherigen Abschnitt) ist offensichtlich, jedoch handelt es sich um ganz unterschiedliche Vorgänge. Über die Bedeutung der Zellatmung für das hochorganisierte Leben wurde bereits berichtet: Atmung statt Gärung, Warburgs Hypothese.
Die innere Atmung beruht auf der Intaktheit von Mitochondrien und bestimmten Enzymen. Zahlreiche therapeutische Ansätze sollen eine Besserung bzw. Wiederherstellung der Zellatmung bewirken, wie **rechts**drehende Milchsäure (s. o., z. B. in Gärgemüsen von Eden, Sanoghurt, außerdem in pharmazeutischer Form, z. B. Gelum oral), Anthocyane (z. B. aus Roten Beten, Heidelbeeren), Hypericin (Johanniskraut), Ubichinone, Coenzyme der Atmungskette, Spurenelemente und pharmazeutische Spezialpräparate und **vor allem** intensive körperliche Bewegung, s. S. 41. Diese Ansätze sind begründet auf den Arbeiten von Warburg und Seeger.

In jedem Fall ist **vor einer Vergiftung der Zellatmung, etwa durch das Zigarettenrauchen, zu warnen.** Möglichkeiten der „Wiedergutmachung" wurden angedeutet. Wieweit man ihnen nachgeht, hängt letzten Endes von der eigenen Einstellung zum Leben ab.

GERMANIUM: EIN LICHTBLICK?

Das Element Germanium steht in der 4. Hauptgruppe unter Kohlenstoff und Silicium. In einem bekannten Lehrbuch wird es als „pharmazeutisch uninteressant" bezeichnet.

Immer wieder suchen einsam arbeitende Forscher abseits der großen Wege nach „dem Mittel", das bisher als unheilbar geltende Leiden heilbar werden läßt. Diese Forscher sind neuzeitliche Nachfahren der Alchimisten, die auf der Suche nach dem läuternden Stein der Weisen waren: Sympathische Esoteriker, die die Kultur des Bewußtseins aus dem Unbewußten und die Kultur von Materie und Natur aus dem menschlichen Geist anstrebten. Gesundheit, Befreiung von Krankheit, Lösung von Lebensproblemen erwarten diese Suchenden als Begleit-Ergebnis ihrer Arbeit. Dabei ist ihnen bewußt, daß diese Ziele nicht mit einer isolierten Wundersubstanz zu erreichen ist, sondern nur mit dem Zusammenwirken von Intuition und Denken, von humaner Evolution und geduldiger Arbeit im Bündnis mit der Natur. Sie arbeiten an **vorhandenen** materiellen Substanzen aus der Natur, **und** entwickeln sie weiter und gleichzeitig – damit untrennbar verbunden arbeiten sie an sich selbst und ihrer eigenen evolutionären Entwicklung. Bezeichnenderweise bleibt ein materielles Produkt ihrer Arbeit wenig wirksam oder sogar völlig unwirksam, wenn es Menschen verabreicht wird, die es nur konsumieren wollen und (noch) nicht bereit sind, den Suchenden in ihrer Entwicklung zu folgen.

Die moderne „Natur"wissenschaft steht dieser Art von For-

schern fremd und schon von vorneherein ablehnend gegenüber. Denn die moderne Naturwissenschaft und die von ihr bestimmte Medizin sucht nach Substanzen, die auch ohne Zutun der Betroffenen oder gar gegen deren innerstes Wollen eine bestimmte Wirkung besitzen.
So stehen sich scheinbar zwei Welten gegenüber: Zwei Welten von Denken, Fühlen und Wollen. Welche wohl die richtige oder wahre ist?
Der japanische Chemike K. Asai, der Entwickler einer organischen, wasserlöslichen Germaniumverbindung, bevorzugte die meditative esoterische Welt – und Menschenbetrachtung, obwohl (oder weil?) er die entzauberte, analytische Naturwissenschaft genau kannte. In entbehrungsreicher, mühsamer Forschungsarbeit suchte er nach einer für den Menschen resorbierbaren Germaniumverbindung, die nach seiner Vorstellung eine Art Gesundheitselixier aus der Erde für den Menschen darstellen sollte.
Dr. Asai war beteiligt an der japanischen Kohleforschung nach 1945. Kohle entstand bekanntlich aus urzeitlichen Pflanzen. Sie enthält überdurchschnittliche Mengen an Germanium. Dr. Asai folgerte, daß dieses Germanium aus den Pflanzen stammte – und an deren Lichtaufnahme beteiligt war. Er fand, daß wichtige **Heilpflanzen**, wie Ginseng und Knoblauch **besonders viel Germanium** aus dem Boden aufnehmen und **anreichern.** Von da an war er von einer wichtigen physiologischen Bedeutung des Germaniums überzeugt. Übrigens hat das Germanium in der modernen Halbleitertechnik aufgrund seiner besonderen physikalischen Eigenschaften eine bahnbrechende Rolle gespielt. Das elementare, anorganische Germanium darf aber nicht mit den hier beschriebenen organischen Germaniumverbindungen verwechselt werden.
Aufgrund seiner Überzeugung wendete Dr. Asai seine Germaniumverbindung im Selbstversuch an – und wurde von einem schweren, bis dahin unbehandelbaren Gelenkrheuma befreit. Es folgten Gaben an erkrankte Haustiere:

die Substanz wurde als ungiftig befunden. Inzwischen wurde eine Reihe von Resorptions-, Ausscheidungs- und Toxizitätsstudien durchgeführt (mit Asais Ge–132, bzw. Germaniumcitrat-lactat). Die Substanz war bei Einmalgaben bis 10 g/kg Körpergewicht (!) ungiftig und erwies sich auch bei Langzeituntersuchungen als unbedenklich. Organisches Germanium kumuliert nicht im Körper und wird innerhalb von rund 24 Stunden vollständig und unverändert ausgeschieden (überwiegend durch die Nieren).
Allerdings wurde in den letzten Jahren einige Einzelfälle publiziert, bei denen in zeitlichem Zusammenhang mit einer Germaniumeinnahme (neben anderen Mitteln) ein Nierenversagen aufgetreten war. Obwohl diese Publikationen hinsichtlich der Dosis und der Art der verwendeten Germaniumverbindung keine genauen Angaben machen (anscheinend waren anorganische Germaniumverbindungen eingesetzt worden) **und** außerdem nicht auf mögliche Nierenschädigungen durch die Begleitmedikation eingehen, wurden doch daraufhin die Germaniumverbindungen von pharmazeutisch/pharmakologischer Seite pauschal geächtet. Doch bleibt die Frage, ob damit ein möglicherweise wertvolles Therapieprinzip für ein Vorurteil geopfert wurde – zumal die von Dr. Asai und anderen beobachteten Therapiewirkungen von deren Gegnern ungeprüft abgestritten wurden.

Nach meiner persönlichen Auffassung und Erfahrung ist da ungerecht, bzw. befangen geurteilt worden. Es bleibt zu bedenken, daß Germanium kein körperfremdes Spurenelement ist: mit der Nahrung werden durchschnittlich 1–3 mg/Tag zugeführt. Selber habe ich in der Praxis mit Dosierungen von 66 mg bis 100 mg Germaniumlactat-citrat (entsprechend 12 mg–18 mg Germanium) bei sorgfältiger Überwachung niemals Nierenschädigungen (Veränderungen der Nierenfunktionsparameter) gesehen – wohl aber verlaufsgeschichtlich günstige Wirkungen für die Tumorkranken. Deswegen bedaure ich persönlich die „fortschrittliche" Ächtung des

Germaniumlactat-citrats und die dadurch erschwerte Verfügbarkeit und Unsicherheit sehr.
Möglicherweise würde diese Germaniumverbindung nach sorgfältiger Prüfung und Klärung der entstandenen Unsicherheiten (bzw. Risikokombinationen) eine Renaissance erleben. Auffälligerweise besteht aber von Seiten der orthodoxen Wissenschaft anscheinend kein Interesse an einer Neubewertung bzw. Nachprüfung.

Ernährung und Krebs – oder: Gibt es eine Diät gegen den Krebs?

Wenn ein Patient aus der Klinik entlassen wird und dabei nach Rat für seine Ernährung fragt, ist wohl noch immer die häufigste Antwort: Es ist belanglos, was Sie essen, Hauptsache reichlich, nährstoff- und vitaminreich. Die meisten Patienten sind über eine solche Antwort nicht befriedigt, sie suchen nach Alternativen.

Tatsächlich sind die Ansichten von naturwissenschaftlichen „Schulmedizinern" und naturheilkundlich orientierten Ärzten auf kaum einem Gebiet so kontrovers wie dem der Ernährung. Doch deutet sich, nachdem der Einfluß einiger Nahrungsbestandteile gesichert wurde, auch hier eine Annäherung an. Manches, das bisher nur spekulativ schien, fand allseitige Rechtfertigung.

An der Entstehung von Krebserkrankungen kann ungünstige Ernährung auf ganz unterschiedliche Weise beteiligt sein:

- Lebensmittel können primär (selten) durch Bearbeitung (z. B. Räuchern, Pökeln) oder durch unsachgemäße Lagerung (z. B. Aflatoxine = Giftstoffe von Schimmelpilzen) Carcinogene (s. S. 35) enthalten.
- Die Zusammensetzung und Menge der Nahrung kann den Stoffwechsel so beeinflussen, daß örtlich krebsbegünstigende Bedingungen entstehen (z. B. im Dickdarm) oder die Abwehrfunktionen des Organismus geschwächt werden.

Die Ansichten der Reformbewegung und ihrer Pioniere haben inzwischen vielfache Bestätigung gefunden. Hier die wichtigsten für die Ernährungspraxis zu beachtenden Einzelheiten.

1. Die Nährstoffe

EIWEISS:

Lange Zeit wurde Eiweiß von der Ernährungswissenschaft als Nährstoff angesehen, der in möglichst hoher Menge angeboten werden sollte. Demgegenüber waren schon vorher von Max Bircher-Benner, Ragnar Berg, Are Waerland und anderen Kostformen empfohlen worden, die zu einer eher knappen, gerade ausreichenden Eiweißversorgung kommen. Zweifellos ist bei extremem Eiweiß**mangel** die Funktion des Immunsystems beeinträchtigt, wie bittere Erfahrungen aus Mangelgebieten der Dritten Welt lehren. Schon aus Verantwortung für die globale Ernährungssituation wird heute in der Reformbewegung empfohlen, Eiweiß nicht als Nährstoff, sondern nur als Baustoff für den Körper einzusetzen. Damit ist der Gesundheit auch in unserem Lebensbereich gedient. Das bedeutet im Wachstumsalter ca. 1,5 g/kg Körpergewicht und Tag und in der Schwangerschaft ca. 1,0–1,2 g/kg, im Erwachsenenalter weniger (ca. 0,6–0,9 g/kg) Eiweiß. Die Mengen sind natürlich abhängig von der Wertigkeit des Eiweißes.

Empfohlen wird die vorzugsweise Aufnahme aus Getreide und Hülsenfrüchten (die sich in der Wertigkeit ergänzen). Die Stoffwechselfunktionen sind dabei als optimal anzunehmen. Tatsächlich liegt die durchschnittliche Eiweißaufnahme in unserer Bevölkerung weit über den genannten Werten. Bestürzend ist die enorme Häufung von Krebserkrankungen des Dickdarms in Ländern mit hohem Rindfleischkonsum. Die hohe Eiweiß- und Fettzufuhr ist vermutlich daran beteiligt.

Empfehlung: Die Eiweißzufuhr ausrichten an einer vorwiegend vegetabilen Ernährung, dabei hochwertige

Sauermilchprodukte ausreichend berücksichtigen. Damit ergibt sich die günstige (knappe aber ausreichende) Eiweißzufuhr ohne weitere Bilanzierung.

FETTE:

Ein Zusammenhang zwischen den Nahrungsfetten und der Krebsanfälligkeit erschien der mechanistischen Denkweise absurd. Neuere Einsichten bestätigen aber diese Hypothese, dabei scheint eine insgesamt fettarme Kost am günstigsten. So mehren sich die Hinweise, daß insbesondere **Brust-, Prostata- und Dickdarmkrebs durch eine fettreiche Ernährung gefördert werden** können. Essentiell, also absolut lebensnotwendig, ist lediglich die Aufnahme von mehrfach ungesättigten Fettsäuren (hauptsächlich in pflanzlichen Ölen). Die mehrfach ungesättigten Fettsäuren sind für den Organismus unentbehrlich. Sie sollen in einer Menge von 10 g pro Tag (entsprechend ca. 15 g Safloröl bzw. 20 g Sonnenblumenöl) zugeführt werden. Unbedingt erforderlich ist die gleichzeitige ausreichende Versorgung mit Vitamin E. In der Pflanze ist das Vitamin E ein regelmäßiger Begleiter der essentiellen Fettsäuren. Essentielle Fettsäuren verderben leicht bei Erhitzung oder längerer Lagerung. Daher sollen nur hochwertige pflanzliche Öle verwendet werden, schonend hergestellt, also kaltgepreßt und ohne chemische Aufarbeitung. In der Küche dürfen sie nicht hoch erhitzt werden (u. a. nicht zum Braten verwenden). Fleisch, und mehr noch Wurst, enthalten verstecktes Fett mit einem geringeren Anteil essentieller Fettsäuren. Auch aus diesem Grund wird zu weitgehendem Verzicht auf Fleischerzeugnisse, insbesondere in geräuchertem oder gebratenem Zustand geraten.

Streichfett ist am „offensichtlichsten". Butter ist nicht generell verboten, allerdings enthält sie keine wesentlichen

Mengen mehrfach ungesättigter Fettsäuren und belastet daher die Gesamtfettbilanz. Sparsamer Umgang ist daher empfohlen. Bei der Auswahl von Margarine (hier existieren erhebliche Qualitätsunterschiede) sollten Sie vor allem auf die enthaltenen Öle achten und auf das Herstellungsverfahren (möglichst kaltgepreßte Öle, chemisch unbearbeitet). Hochwertige Reformhaus-Margarinen entsprechen diesen Anforderungen.

Empfehlung: Insgesamt fettarme Ernährung, dabei jedoch auf ausreichende Zufuhr ungesättigter Fettsäuren (s. o.) achten, aus hochwertigen pflanzlichen Ölen und Reformhausmargarinen. Gespür für versteckte Fette (z. B. Mayonnaise, viele Wurstsorten, Schweinefleisch, Konditorwaren) entwickeln.

KOHLENHYDRATE:

Nach übereinstimmender Auffassung sollte der Energiebedarf hauptsächlich durch diese Stoffgruppe gedeckt werden, denn unser Stoffwechsel ist darauf besonders eingerichtet. Allerdings können verschiedene Arten von Kohlenhydraten in einigen Stoffwechselbereichen durchaus unterschiedliche, geradezu gegensätzliche Wirkungen entfalten. Darauf beruhen einige Mißverständnisse, vor allem in Laienkreisen.
Die **Unterscheidung zwischen schnell und langsam resorbierbaren Kohlenhydraten ist von außerordentlich großer praktischer Bedeutung.** Zu den niedermolekularen Kohlenhydraten zählen die Einfachzucker: Traubenzucker, Fruchtzucker und andere, weniger vorkommende sowie die Zweifachzucker, von denen der „Haushaltszucker" (Saccharose) im üblichen Verzehr weitaus an erster Stelle steht.
Diese Zucker werden im Darm sehr schnell aufgenommen, wenn sie aus ihrem natürlichen Zusammenhang ge-

rissen sind, also isoliert zugeführt wurden. Diese schnelle Resorption führt zu Blutzuckerspitzen im Blut, vor allem bei – auch nur leicht – gestörter Bauchspeicheldrüsenfunktion (Insulinausschüttung), die heute, bedingt durch die Überernährung, sehr häufig ist.

Eine **Ausnahme** unter den Zweifachzuckern bildet der **Milchzucker.** Milchzucker wird vom Erwachsenen in den oberen Darmabschnitten nur wenig und langsam resorbiert, hat daher kaum Auswirkungen auf den Blutzucker, **beeinflußt** aber **in biologisch außerordentlich günstiger Weise die Dickdarmflora,** verhindert so die Bildung von „Darmgiften“ (s. S. 103). (Nicht bei der – seltenen – Milchzuckerunverträglichkeit verwenden.)

Auch die Mehrfachzucker (am bekanntesten und wichtigsten: Stärke) werden entgegen vorherrschender Auffassung aus dem Darm schnell aufgenommen – wenn sie in isolierter Form (Stärkemehl und Weißmehlgebäck) zugeführt werden. In ihrem natürlichen Vorkommen, in der Pflanze (v. a. im Vollkorn), finden sich die Stärken regelmäßig gebunden an sog. Ballaststoffe, Zellulose und Lignin, an die Zellwände der Pflanzen. Diese Ballaststoffe bewirken unter anderem die langsame Resorption der von ihnen eingeschlossenen Kohlenhydrate. Damit entstehen günstige Bedingungen für den Stoffwechsel:

1. Es wird ein kontinuierlicher gleichmäßiger Zustrom von Kohlenhydraten in das Blut erreicht, zur Versorgung der Körperzellen mit Energie, ohne Überforderung der Leber.
2. Es werden Blutzuckerspitzen vermieden, die der Begünstigung unkontrollierten Zellwachstums dienen könnten.

Von großer Bedeutung ist der Einfluß von Kohlenhydraten auf die Dickdarmflora. Selbstverständlich können nur diejenigen Kohlenhydrate Einfluß nehmen, die den Dickdarm in nennenswerter Menge erreichen. Das ist der Fall bei den langsam resorbierbaren, wie Milchzucker und den pflanzlichen Stärken, die von Ballaststoffen eingehüllt werden, also vornehmlich Vollkornprodukten. Schnellresorbierbare Zuckerstoffe sind für die Dickdarmflora ohne Nutzen.

An der Steuerung der Dickdarmflora ist zu erkennen, wie wichtig, fast unersetzlich die **langsam** resorbierbaren Kohlenhydrate für den menschlichen Organismus sind. Der gesunde Dickdarm ist besiedelt von coliformen Keimen, Milchsäurebildnern, Bifidusbakterien, Laktobazillen und Enterokokken, deren Zelloberflächen als Immunadjuvantien wirken, d. h. sie sensibilisieren und stärken die Abwehrvorgänge. Da sie rechtsdrehende Milchsäure bilden, stimulieren sie nach Arbeiten von P. Seeger die Zellatmung. Diese physiologische (= normale) Dickdarmflora **unterdrückt außerdem andere ungünstige Keime** (v. a. die Putridus-Flora), die in mehrfacher Weise allmählich **krankmachend wirken können:** durch Produktion von Eiweißabbauprodukten (v. a. bei übermäßiger Eiweißernährung), die die Leber belasten, und – wichtiger noch – durch Umwandlung von Gallensäuren zu carcinogenen Stoffen. Dagegen bildet die gesundheitsfördernde Dickdarmflora (bei vegetabiler, insbes. Rohkosternährung) die immunologisch wichtige Desoxycholsäure.
Damit dürften auch die beunruhigenden statistischen Hinweise ihre Erklärung finden, daß bösartige Dickdarmerkrankungen umso häufiger werden, je ballaststoffärmer, dabei fett- und eiweißreicher die tägliche Nahrung wurde. Ernährungsreformer wie Are Waerland und Max Bircher-Benner finden so ihre Bestätigung.

Empfehlung: Salat- und Gemüserohkost. Hülsenfrüchte. Täglich ein Frischkornmüsli. Gebäck aus Vollkorn. Als Beilagen Hirse und Naturreis wiederentdecken. Keine Süßigkeiten. Vollkornbrot als tägliches Brot.

2. Krebsschützende Bestandteile der Nahrung Die Nahrung als Schutzfaktor

Noch immer wird von seiten der konventionellen Medizin ein Zusammenhang zwischen Ernährung und Krebs abgestritten. Die Art der Nahrung wird als unwesentlich abgetan, obwohl so viele – auch naturwissenschaftlich-experimentell bestätigte – Befunde wichtige Nahrungseinflüsse erkennen lassen. **Daß die Qualität der Nahrung die Funktionen des Organismus entscheidend beeinflussen kann,** ist intuitiv jedem einzelnen Menschen klar, falls er sich nicht seine ursprünglichsten Empfindungen durch einen nur mechanistischen Wissenschaftsansatz verstellt. Offensichtlich muß Wissenschaft mitunter dazu herhalten, eigene Interessen und Gewohnheiten zu rechtfertigen. Jedem Menschen, der ein Haus baut, ist selbstverständlich, daß wichtige Eigenschaften des Baues von der Güte der verwendeten Materialien abhängen. Über die Qualität unserer Nahrung, die für den ständigen Neuaufbau der Organe und ihren Betrieb erforderlich ist, gibt es ermüdende wissenschaftliche Diskussionen, die Offensichtliches widerlegen wollen. Daneben finden sich Außenseiter, die mit extremen, einseitigen Kostformen Wunderheilungen vollbringen wollen. Orthodoxe Wissenschaftler und Außenseiter stehen einander in ihrem Eifer gar nicht so fern.

Sinnvoll scheint als Grundprinzip die bedachte Auswahl der Nahrungsmittel, die sich jahrhunderte- und jahrtausendelang für die Menschheit bewährt haben. Wissenschaft hat dabei die wichtige Aufgabe, Irrtümer zu korrigieren, die hauptsächlich durch die Entfernung des Menschen von seinen natürlichen Lebensgrundlagen entstanden sind. Die Nahrung dient als Energieträger für den Körperbetrieb und zum ständigen Ausgleich des Verlustes an lebensnotwendigen Stoffen, also zur Erhaltung und Förderung der Lebenstätigkeit. Dazu **soll die Nah-**

rung möglichst wenig Substanzen enthalten, die toxisch wirken, also die Lebenstätigkeit stören. Ernährung ist damit kein Heilmittel im üblichen Sinne, wohl aber die Basis für alle Heilungsbemühungen und die Gesunderhaltung. Die Ernährung des Krebskranken soll prinzipiell nicht anders aussehen als die optimale, gesunderhaltende Kost, die auch jedem Gesunden dringend zu empfehlen ist.

ANFORDERUNGEN AN DIE NAHRUNG:

Die Nahrung soll

- einfach, abwechslungsreich, natürlich sein.
- von Anbau und Bearbeitung her höchste Qualität besitzen. Das wird in der Regel durch biologisch-organischen und biologisch-dynamischen Anbau zu erreichen sein sowie durch schonende, artentsprechende, möglichst geringe Verarbeitung.
- in der Energiezufuhr knapp bemessen sein.
- ein reiches Angebot an allen essentiellen Stoffen (Mineralien, Spurenelementen, Vitaminen) sowie an pflanzlichen Ballaststoffen aufweisen.
- die biologischen Grundlagen des Menschen, sein Eingebundensein in Natur und Herkunft berücksichtigen.

DIE ZUSAMMENSETZUNG DER NAHRUNG

- **Eiweiß:**

Für den Erwachsenen nur als Ersatz für Umbauvorgänge, d. h. eher knappe Eiweißmengen (0,7–0,8 g/kg Körpergewicht bei guter Wertigkeit), also in Kombinationen Milch/Getreide (vorzugsweise), geringe Mengen Ei (bis 3 pro Woche), Fleisch allenfalls als Ausnahme, Milchprodukte vorwiegend als Quark oder Sauermilcherzeugnisse (empfehlenswert Sanoghurt, Reformhaus).

- **Fett:**

In geringerer Menge als üblich und dann bevorzugt hochwertige, ungehärtete pflanzliche Fette. Meidung vorwiegend gesättigter Fette (vor allem tierischer Herkunft). Erkennen und Vermeiden von verstecktem Fett (z. B. Schokolade, Feingebäck, Schweinefleisch).

- **Kohlenhydrate:**

Möglichst nur in langsamresorbierbarer Form, vorwiegend in Vollkorngetreide und -produkten, Milchzucker (vorzugsweise gesäuerte Produkte), Rohkost. **Schnellresorbierbare Kohlenhydrate:** Zucker, Süßigkeiten, Feingebäck **vermeiden;** Honig nur in kleinen Mengen.

- **Milchsäure:**

Nach ihrem räumlichen Aufbau sind zwei Arten von Milchsäure zu unterscheiden: rechts- und linksdrehende Milchsäure (s. S. 86).
Die Milchsäure entsteht bei vielfältigen biologischen Prozessen im menschlichen Körper als Zwischenprodukt des Kohlenhydratstoffwechsels in den (Muskel-) Zellen sowie im Dickdarm als Produkt der erwünschten Bifidus-Flora. Milchsäure, bei der Vergärung entstanden, dient zur biologischen Konservierung von Gemüsen (Sauerkraut) und Säften, findet sich in Sauermilchprodukten und Molke und ist damit ein traditioneller natürlicher Nahrungsbestandteil. Hierbei sind **unbedingt** hochwertige Produkte mit weit überwiegendem Rechtsmilchsäureanteil zu bevorzugen.

- **Ballaststoffe:**

Ballaststoffe, von der Ernährungswissenschaft lange Zeit mißachtet, haben im Organismus eine außerordentlich weitreichende Bedeutung. Das zeigt die Wichtigkeit auch solcher Stoffe, die nicht unmittelbar in den Stoffwechsel eingehen. Ballaststoffe verändern die Resorption erwunschter Substanzen (in überwiegend günstiger Weise); sie binden unerwünschte Stoffe und beschleunigen die Darmpassage. Kurz gesagt: **Ballaststoffe tragen zur Entlastung des Stoffwechsels bei, fördern die erwünschte Darmflora und sind unverzichtbare Bestandteile einer gesundheitsfördernden Kost.** Auch der Krebskranke – gerade er – sollte auf einen möglichst hohen Ballaststoffanteil in seiner Nahrung achten, also reichlich Obst (vor allem Äpfel, weniger süße Früchte, keine Bananen), Gemüse, Hülsenfrüchte und Vollkorn essen.

● **Die Vitamine:**

Die Vitamine sind sicherlich die bekanntesten essentiellen Stoffe. Häufig werden von Laien übersteigerte Erwartungen an Vitamingaben geknüpft. Für einige Vitamine ist aber nach neueren Kenntnissen eine schützende Wirkung vor bösartigen Erkrankungen anzunehmen:

- Vitamin C kann die Bildung der carcinogenen Nitrosamine verhindern.
- Vitamin A und insbesondere seine Vorstufe, das β-Carotin, der „Farbstoff" der Karotten (und anderer Pflanzen), wirkt schützend gegen Schleimhautentartungen. Daneben ist das
- Vitamin E (Tocopherol) von Bedeutung, einmal weil es das Vitamin A stabilisiert, zum anderen weil Tocopherole die sog. Radikale (aggressive Molekülbruchstücke, die zellschädigend sind) abfangen und unschädlich machen.

Die genannten Vitamine haben offensichtlich weiterreichende Wirkungen als früher angenommen, wenn sie in höherer Dosierung verabreicht werden. Für Vitamin C wären Tagesdosierungen bis 500 mg, evtl. noch etwas mehr, für Vitamin A bis 30.000 I.E., für Vitamin E

100–300 mg ohne Bedenken zu verabreichen. In der Regel werden diese Mengen bei unzweckmäßiger Ernährung unterschritten. Daher ist die zusätzliche Gabe (Substitution) innerhalb der genannten Mengen durchaus in Betracht zu ziehen. Bei anderen Vitaminen ist die isolierte Verabreichung, aus dem Nahrungszusammenhang gerissen, kritisch abzuwägen.
Die Zufuhr von isoliertem Vitamin B_{12} wird von einigen Autoren als ungünstig angesehen. Im Zweifelsfall, wenn keine dringende Indikation besteht, ist sie nicht zu empfehlen.

- **Mineralstoffe:**

Dazu kann hier nur das Wichtigste kurz referiert werden.

Das **Kalium** ist bei der heute üblichen Ernährungsweise nicht selten ein Mangelelement. Die Kaliumspiegel werden üblicherweise im Blut gemessen, dabei ist bekannt, daß die Serumspiegel erst abfallen, wenn die Gewebe bereits an Kalium verarmt sind. Diese Erkenntnis beunruhigt, da niedrige Kaliumspiegel im Blut häufig anzutreffen sind. Sie weisen hin auf falsche Ernährungsweise, auf Störungen des Säure-Basen-Gleichgewichtes. **Kalium ist u. a. erforderlich für die normale Funktion von Nerven und Muskeln, damit auch für die Herz- und Darmtätigkeit sowie zur Aktivierung einiger Enzyme.** Mit einer Kost, die reichlich Obst und Gemüse enthält, wird genügend Kalium zugeführt. Gemüsesäfte können ein übriges tun (z. B. Fastentrank).

Magnesium findet sich reichlich in grünen Gemüsen und Vollkornprodukten. Damit wäre die Zufuhr ohne weiteres zu sichern. Trotzdem finden sich bei vielen Menschen Zeichen nicht genügender Magnesiumversorgung. Dies ist vermutlich darauf zurückzuführen, daß üblicherweise

bei jeder Mahlzeit gleichzeitig hohe Mengen an Fett und Eiweiß gegessen werden, wobei diese Nährstoffe die **Aufnahme** (Resorption) des Magnesiums behindern. Abhilfe ist leicht möglich mit einer täglichen Mahlzeit oder Zwischenmahlzeit, die allein aus Rohkost bzw. einem Gemüsesaft besteht und damit sehr wenig Eiweiß und Fett enthält, dafür aber reichlich Magnesium.
Magnesium ist erforderlich für die normale Funktion der Herz- und Kreislauforgane, es dämpft die Gerinnungsneigung des Blutes und aktiviert eine große Zahl von Enzymen, die unter anderem für die Sauerstoffversorgung des Organismus nötig sind.

Die Zufuhr von **Natrium** (aus dem Kochsalz) ist möglichst einzuschränken auf etwa 5–8 g pro Tag, da erhöhter Konsum Kapillarschäden begünstigt. Daher auf Zusalzen und kochsalzreiche Nahrungsmittel verzichten: Wurst, Fleischextrakte, Hartkäse.

● **Die Spurenelemente:**
Hier ist für die praktische Ernährungslehre eigentlich nur ein Hinweis angebracht: Zur Aufrechterhaltung der normalen Stoffwechselfunktionen ist die Zufuhr **aller Spurenelemente in ausgewogenem Verhältnis** erforderlich. In dieser „einfachen" Forderung liegt das Problem: Ist die „richtige" Aufnahme von Spurenelementen Glücksache? Dafür ist sie zu wichtig.
Soll man dann auf bilanzierte Formeldiäten setzen? Das wäre problematisch, weil in einigen Punkten noch Unklarheiten bestehen und die naturwissenschaftliche Forschung immer noch widersprüchliche Ergebnisse veröffentlicht.
Die Antwort auf die Frage nach der optimalen Versorgung mit Spurenelementen kann daher nach meiner Auffassung nur darin bestehen: In der Empfehlung einer ausgewogenen, wenig bearbeiteten, weitestgehend naturbelas-

senen Vollwertkost, möglichst aus biologisch-organischem Anbau (da Nahrungspflanzen unter ihren biologischen Wachstumsbedingungen am ehesten das ganze Spektrum der Spurenelemente vom Boden aufnehmen können).
Die Problematik der Versorgung mit Spurenelementen verdeutlicht ein Beispiel:

Selen: ein unverzichtbares Spurenelement

Unter den Spurenelementen ist das Selen zur Förderung der körpereigenen Abwehr bei Tumorerkrankungen (und auch zur Vorbeugung) besonders zu beachten.
Selen ist als Coenzym notwendig für das körpereigene Enzym Glutathionperoxidase. Die Glutathionperoxidase schützt die gesunden Körperzellen vor oxidativen Schädigungen, übrigens auch vor Schäden durch Cytostatika (nachgewiesen für Adriamycin und Cis-Platin).
In Selenmangelgebieten treten bestimmte Tumorerkrankungen häufiger auf. Die Zivilisationskost kann zu Selenmangelzuständen führen, zumal der Selengehalt der Nahrungsmittel durch Säurebelastung der Böden und Intensiv-Anbaumethoden geringer wird. Aus der Nahrung werden rund 80 Prozent des enthaltenen Selens resorbiert. Der menschliche Organismus verfügt offensichtlich kaum über Regelungsmechanismen, die die Selenkonzentrationen konstant halten (z.B. keine Drosselung der Ausscheidung bei geringer Zufuhr). Deshalb ist gleichmäßige Zufuhr wichtig.
Im Zweifelsfall können die Selenspiegel im Blut gemessen werden, doch sind wegen ungleichmäßiger Gewebsverteilung nur bedingt Rückschlüsse möglich (Durchschnittswerte 50–250 mcg/l Serum).
Das Problem der Selenzufuhr besteht in der richtigen Dosierung, denn in überhöhten Mengen ist das lebensnotwendige Spurenelement giftig. Als angemessen wird von den Forschern eine tägliche Zufuhr zwischen 50–500 mcg

Selen bezeichnet. Der Mindestbedarf liegt bei 50 mcg/Tag. Als Grenzwerte für Selenvergiftungen wurden 20 mg (= 20.000 mcg) bei einmaliger Zufuhr, bzw. 5 mg (= 5000 mcg) bei andauernder Zufuhr festgestellt.
Lange Zeit wurden Ergänzungsgaben von Selen aus Angst vor Vergiftungen diskriminiert. Hier ist besonnene, kenntnisreiche Abweichung notwendig, um einmal die gesundheitserhaltende Wirkung des Selens zu nutzen und zum anderen gesundheitsschädigende Mengen zu meiden.
Die oben genannten Daten zeigen einen weiten Sicherheitsabstand zwischen der Gesundheitsschädigung und der gesundheitsfördernden Tageszufuhr. Daher sind 50–100 mcg Selen als Ergänzungsgaben zur Gesundheitserhaltung ohne Bedenken empfehlenswert, denn sie betragen **höchstens** 2% selbst der **langfristig** bedenklichen Zufuhr, bzw. 0,5% der akut bedenklichen Menge: Ein beruhigend weiter Sicherheitsabstand.
Für den therapeutischen Bereich empfiehlt Prof. N. Schranzer, San Diego, der wohl kenntnisreichste Selenforscher, Dosierungen von 100–1000 mcg Selen (als Selenit) pro Tag. In diesen Dosierungen dürfte die zellschützende, immunfördernde Wirkung des Selens optimal zum Tragen kommen. Auch mit der maximalen therapeutischen Dosis von 1000 mcg besteht noch ein Sicherheitsabstand vom Faktor 5 zur toxischen Untergrenze auch bei langfristiger Zufuhr.
Selbst chronischer Selenmangel löst keine äußerlich erkennbaren Symptome aus. Die epidemiologische Beziehung zwischen Selenmangel und gehäufter Tumorerkrankungen läßt auch bei vorsichtiger Interpretation auf eine tumorschützende Wirkung physiologischer Selen-Konzentrationen schließen. Deshalb – und aufgrund der oben genannten Daten – ist die behutsame Selen-Substituition mit 50–100 Mikrogramm pro Tag nach dem aktuellen Kenntnisstand ohne Einschränkung zu empfehlen.
Therapeutische Dosierungen, die höher liegen, sollten nur unter diesbezüglich erfahrener ärztlicher Verordnung und

Überwachung unter Einbeziehung von Serumspiegel-Messungen angewendet werden. Als optimal sind Serumwerte um 150–200 mcg Selen anzusehen.

Lebenswichtige Spurenelemente, deren Mangel nach bisherigen Befunden zu Zellstoffwechselstörungen führt und auf verschiedenartige Weise an Abwehrschwäche bzw. Tumorentstehung beteiligt sein kann, sind:
Selen, Zink, Kupfer, Molybdän
sowie mit engerer Bedeutung auch Jod.
Leider lassen die bisher vorliegenden Daten noch keine verbindlichen Empfehlungen zu.
Die mittleren Tageszufuhrmengen für Erwachsene und Lebensmittel, die reich an diesen Mineralien sind, können Sie der folgenden Tabelle entnehmen.

	Mittlere Zufuhr	**Wichtige Nahrungsmittel mit überdurchschnittlichem Gehalt**
Kupfer	0,5–2 mg	Hülsenfrüchte, Mais, Seefisch
Zink	10–15 mg	Getreide, Milch, Karotten, grüne Gemüse, Blumenkohl
Molybdän	0,3 mg	Hülsenfrüchte, Hefe, Getreide, Buchweizen
Selen	0,1 mg	Weizenkeime, Hülsenfrüchte, Spargel, Sesamsaat, Seefisch, Getreide.

Durch einseitige Anbaumethoden bzw. einseitige Ernährung, aber auch krankheitsbedingt, können in den Körpergeweben Mangelzustände auftreten. Wenn aus diesen Gründen Ergänzungsgaben (Supplementierungen) in Betracht gezogen werden, sollten die angegebenen Zufuhrmengen nicht wesentlich überschritten werden, bis genauere Daten vorliegen. Dabei ist zu beachten, daß in den Präparaten die Elemente in Form ihrer Salze vorliegen, z. B. enthalten 20 mg Zinkorotat x 2 H_2O gerade 3,2 mg Zink.

Zum Zink sei noch die Beobachtung Niepers erwähnt, daß im Blut von Krebskranken sich „stets eine Erniedrigung des Zinks" findet. Da gerade Zink für die normale Funktion des **Immunsystems** erforderlich ist, ist diese Beobachtung Ihrer Aufmerksamkeit besonders empfohlen.
Beachten Sie aber vor einer eventuellen Ergänzung von Spurenelementen unbedingt, daß auch unkritische Überdosierung von Nachteil sein kann. Im Zweifelsfall sollten Blutspiegelprüfungen insbesondere von Zink durchgeführt werden. Deren Interpretation bedarf der Erfahrung, so finden sich z. B. bei aktiviertem Immunsystem erhöhte Kupferspiegel im Blut, dabei können die Gewebe an diesem Element verarmt sein. Mit Sicherheit erfaßt der derzeitige Erkenntnisstand noch bei weitem nicht alle Aspekte der Spurenelementwirkungen.

Sicher ist

- Der Gehalt der Nahrung an Spurenelementen nimmt eher ab, bedingt durch den Intensivanbau der modernen Landwirtschaft.
- Dafür steigt die Konzentration an toxisch wirkenden Schwermetallen an, aufgrund der industriell-technischen Emissionen.
- Die isolierte Zufuhr einzelner Spurenelemente ist problematisch, da eine Überdosierung sich nachteilig, ja sogar giftig auswirken kann. Dies vor allem, wenn das Verhältnis der Spurenelemente untereinander verschoben ist.

Spurenelemente in biologisch ausgewogenem Mischungsverhältnis finden sich reichlich in pflanzlichen Lebensmitteln, in Getreiden, Nüssen, Gemüsen und Pilzen. Leider ist bei Pilzen bereits Vorsicht geboten, da sie aufgrund der allgemeinen Umweltbelastung auch toxische Schwermetalle anreichern.
Als allgemeine Empfehlung kann nach dem derzeitigen Wissensstand für die optimale Versorgung mit Spuren-

elementen **die lactovegetabile Ernährung angeraten werden, soweit irgend möglich aus biologischem Anbau.** Damit werden die wichtigsten bekannten Spurenelemente in ausreichender und ausgewogener Menge zugeführt – und optimale Stoffwechselabläufe gewährleistet.

3. Die gesunde Nahrung

Vielfach wird, besonders von Gegnern biologischer Heilweisen, angemerkt, es gebe keine Krebs-Diät. Das ist richtig. Übrigens könnte man genauso anmerken, es gebe keine Krebs-Therapie, sondern in erster Linie eine Behandlung der kranken Menschen.

Es bleibt aber kein Zweifel, das sollten die obenstehenden Erläuterungen zeigen, daß die tägliche Nahrung die Basis bildet – für Gesundheit oder Krankheit, je nach ihrer Qualität und Menge.

Wir können annehmen, daß ohne eine Reform ungünstiger Ernährungsgewohnheiten noch so ausgeklügelte Therapien in ihrer Wirkung unvollständig bleiben.

Die noch immer zu hörende Auffassung, Diät sei etwas für Kranke, während Gesunde sich beliebig unvernünftig ernähren dürften, können wir nicht mehr aufrechterhalten. Genausowenig können wir danach die Meinung mancher Kliniker teilen, es sei belanglos, wie sich ein Kranker ernährte.

Die „richtige" Ernährung erscheint vielmehr gleichermaßen wichtig für Gesunde und Kranke – und zwar für beide gleichermaßen.

Gesunde Ernährung, für Gesunde wichtig, für Kranke noch wichtiger, ist zu verwirklichen nach den bisher vorgestellten Richtlinien (entscheidend ist die **tägliche** Berücksichtigung):

- Vollkorngetreide, soweit irgend möglich aus organisch-biologischem Anbau, mindestens eine Mahlzeit und

- an Milchprodukten, nur hochwertige Sauermilch erzeugnisse, Molke (auf Gehalt an rechtsdrehender Milchsäure achten),
- insgesamt kalorisch knapp
- fettarm, insbesonders an tierischem Fett,
- mit gerade ausreichender Eiweißzufuhr hoher Wertigkeit (z. B. Kombination von Getreide- und Hülsenfruchteiweiß)
- mit hauptsächlicher Energiezufuhr aus langsam resorbierbaren Kohlenhydraten (Getreide, Gemüse), gebunden an
- Ballaststoffe
- unter Vermeidung zugesetzter raffinierter Zucker (Trauben- oder Rohrzucker)
- mit nach unseren Kenntnissen bestmöglicher und ausgewogener Versorgung mit Spurenelementen und Mineralstoffen
- und mit großzügigem Angebot an den Vitaminen A, E und C.

Ist dies nun eine geheimnisvoll komplizierte Ernährung, bei der die Mahlzeiten mit Briefwaage, Tabelle und Taschenrechner zusammengestellt werden? Keineswegs! **Einfache, ursprüngliche Ernährung, bevorzugt (lacto)-vegetabil mit hohem Rohkostanteil, genügt allen genannten Empfehlungen. Für die meisten Menschen in den Wohlstandsländern bedeutet das allerdings eine grundlegende Ernährungsumstellung:** Kuchen, Süßigkeiten, üppige Fleischmahlzeiten sind mit diesem Konzept nicht vereinbar, Kompromisse allenfalls in gelegentlichen Ausnahmesituationen zu tolerieren.
Eine solche Ernährungsweise darf nicht aufgezwungen werden, sie sollte schon aus innerer Überzeugung kommen und bejaht werden. Sie geht in der Regel parallel mit

einer Änderung von Lebensweise und Lebensauffassung.
In unserem Lebensbereich werden die Menschen von ihrer Kindheit an mit der üblichen Zivilisationskost erzogen. Eine Lösung von diesen, wie dargestellt, ungesunden Ernährungsgewohnheiten, die automatisch und starr übernommen werden, fällt schwer.
Wer aber einmal die bewußte Erfahrung mit „reformierter“ Nahrungsweise hat gewinnen können, wird nicht mehr darauf verzichten wollen. Diese Erfahrung steht Kranken **und** Gesunden offen, verbindet sie.

4. Die Rote Bete

In jüngster Zeit, nach Erscheinen der 1. Auflage dieses Buches, erschienen sensationell aufgemachte Berichte über die angeblich krebserregende Wirkung von Rote Bete. Dazu erhielt ich auch Anfragen von besorgten Lesern.
Dazu ist zu sagen: Die Rote Bete (Kulturform der Beta vulgaris) hat wie andere Mitglieder ihrer Pflanzenfamilie (Gänsefußgewächse), z. B. auch Spinat, die besondere Eigenschaft, reichlich Mineralsalze aus dem Boden anzureichern. Damit ist die Nahrungsqualität dieser Pflanzen in besonderem Maße von den Anbau- und Düngungsmethoden abhängig.
Wenn der Boden reichlich Nitrat enthält, weisen demnach die Rote Bete einen entsprechend hohen Nitratgehalt auf. Obwohl das Nitrat selbst in relativ hohen Mengen bei Erwachsenen keine bekannten Gesundheitsstörungen verursacht, kann nach Reduktion zu Nitrit und bei gleichzeitiger Anwesenheit von Aminen (aus stark gebratenen oder geräucherten Fleisch- und Fischprodukten) das krebserzeugende Nitrosamin entstehen.

Diese Gefahr ist nach den hier (s. S. 139f) gegebenen Empfehlungen nicht zu erwarten, erstens weil der Verzehr der genannten eventuell aminhaltigen Lebensmittel in den hier gegebenen Ernährungsvorschlägen ohnehin nicht empfohlen wird, zweitens weil der Rote-Bete-Saft grundsätzlich vor dem Essen genossen werden sollte und drittens weil der Vitamin C-Gehalt der Rote-Bete einen Schutz vor der Nitrosaminbildung darstellt.
Immerhin sollte die beschriebene Nitratanreicherung zu besonderer Beachtung der Anbaumethoden führen.
Unabhängig von der Nitrosaminbildung (die unter den dargestellten Bedingungen nicht zu erwarten ist), sollten nitrathaltige Wasser und Nahrungsmittel nicht Säuglingen gegeben werden, weil deren Organismus Nitrat nur langsam abbauen kann.

Die Wirkungen der Roten Bete
In diesem Zusammenhang ist eine Information über die Wirkungen der Roten Bete von Interesse.
P. Seeger und W. Schacht konnten 1960 an der Charité Berlin (Krebsforschungsstelle) nachweisen, daß durch den Saft der Roten Bete die tumortypisch verminderte Atmung von isolierten Ehrlich-Tumorascites-Zellen (auf 50 bzw. 25%) um 400 bis 500% aktiviert wurde. Die Besonderheit des Stoffwechsels der Krebszelle (siehe Warburgs Hypothese, S. 82) wird also normalisiert (ref. nach P. Seeger: Leitfaden für Krebsleidende, Düsseldorf, 1983).
Welche Konsequenzen sind aus dem Gesagten abzuleiten? Die Wirkungen der Roten Bete, die sich aus dem angeführten und anderen Hinweisen erwarten lassen, sind wichtiger einzuschätzen, als die – bezeichnenderweise – in den Medien propagierten Meldungen, deren praktische Bedeutung fragwürdig ist (s. o.).

Die seelischen Aspekte der Krebskrankheit

Krankheit isoliert zu betrachten heißt, den Kranken selbst zu isolieren. R. Leudesdorff

Krebs führt oft zum Tode. Aber es scheint Fälle zu geben, in denen die Bedrohung durch den Krebs den Beginn des Lebens bedeutet. L. le Shan

Noch immer ist die Auffassung zu hören, Krebs sei alleine eine Erkrankung des Körpers. Noch verbreiteter sind die Methoden und Versuche, Krebs alleine durch Einwirkung auf den Körper heilen zu wollen. Bei der naturwissenschaftlichen Prüfung therapeutischer Methoden im Doppelblindversuch wird der seelische Anteil bewußt ausgeklammert. Von da wird den unkonventionellen Therapieansätzen oft der Vorwurf gemacht, daß sie die seelisch-geistigen Heilungskräfte nicht eliminiert hätten und diesen gewisse Erfolge verdankten. Ein paradoxer Vorwurf, da sich im Helfen- und Heilenwollen doch alle einig sind.

Krebs betrifft den Körper und die Seele. Im Körper wird er sichtbar, mit unseren Methoden diagnostizierbar. Aber **häufig leidet die Seele stärker als der Körper** unter dieser Krankheit. Sollte uns das nicht nachdenklich machen? Kann da eine Behandlung, die sich auf den Körper beschränkt, ausreichen? Nur dann, wenn es Kranken und Angehörigen gelingt, seelische Kraftquellen zu erschließen. Fast immer bedürfen sie der Hilfe dabei.

Soll man die Kranken zum Psychotherapeuten schikken?

Deutsche Psychosomatiker sehen ihre Möglichkeiten skeptisch: Bräutigam und Christian schreiben in ihrem

Buch „Psychosomatische Medizin": „Es gibt keine überzeugenden Hinweise für die ursächliche Wirkung psychotherapeutischer Verfahren bei Krebskranken". Amerikanische Therapeuten sind erstaunlicherweise unbefangener. Der erfahrene Psychotherapeut Le Shan berichtet über wertvolle Hilfen, die er den Kranken geben konnte. Sein Buch (Psychotherapie gegen den Krebs) macht Mut, zeigt, daß es tatsächlich Auswege gibt.

Um diese Wege finden und gehen zu können, müssen wir unsere bisherigen Denkschablonen wenigstens teilweise verlassen. Wir müssen die einfachen mechanistischen Ursache-Wirkungsbeziehungen in ihrer Anwendbarkeit auf das Leben in Frage stellen. V. Frankl hat einmal gesagt: Erfolg kann man nicht erzielen, er muß er-folgen.
Der westlichen Denkweise ist das ziemlich fremd, hier heißt es: „Der Zweck heiligt die Mittel". Kennen wir denn überhaupt unseren Zweck, unseren Sinn genügend? Das muß doch auch Auswirkungen auf die Mittel haben. Wieviele Leute gehen ihren Weg hastig und gedankenlos, gebrauchen ihre Mittel „unter Todesverachtung" zu fragwürdigen Zielen und Zwecken.
So wird der Lebens**weg** oft vernachlässigt über fragwürdigen Zielen. Psychotherapie sollte daher nicht in erster Linie nach Wirkungen fragen, sondern mehr über Hilfe und Begleitung auf dem Weg nachdenken. Das gilt für jede andere Therapie gleichermaßen. Ganzheitsmedizin sucht das zu verwirklichen.
Die Krebskrankheit ist keine psychosomatische Erkrankung im üblichen Sinn, noch weniger ist sie eine Neurose. Sie bringt jedoch enormes seelisches Leiden mit sich. Wir verfügen auch über Hinweise, daß seelisches Leiden zur Krebsentstehung beiträgt. Nicht immer war dieses Leiden offen erkennbar. Mit der Erkrankung tritt es offen zutage, wird direkter angehbar. Die Zusammenhänge sind komplizierter, als es zunächst scheint. Was Außenstehende

kaum begreifen können: Mit dem offenen erkennbaren Beginn der Erkrankung lockern sich Zwänge, die vorher bestanden. Auch in der Autobiographie von Fritz Zorn findet sich dieses Phänomen. Man hat den Eindruck, daß Leiden sich vom seelischen Bereich ins Körperliche verschoben hat.

Oft höre ich von Angehörigen: Der Lebenswille war ihr/ihm verlorengegangen. Kann das sein? Jeder will leben, in der Auseinandersetzung mit dem Kranksein wird das besonders deutlich. Jedoch: das Leben gelingt nicht jedem, so wie er das wollte. Manch einer verliert den Sinn aus den Augen, verliert die Hoffnung, verzweifelt am Leben.

Sorgfältige Untersuchungen haben ergeben, daß übermäßige Neigung zu:

- Selbstaufopferung
- Hoffnungslosigkeit
- Schwierigkeiten, die eigenen Gefühle und Wünsche zum Ausdruck zu bringen
- Zweifel am Sinn des Lebens

schon lange vor dem erkennbaren Ausbruch der Erkrankung bestanden.

Raucher erkranken häufiger am Bronchialcarcinom als Nichtraucher, das ist allgemein bekannt. R. Grossarth-Matticek hat nachgewiesen, daß Raucher, die **Hoffnungslosigkeit** als prägendes Persönlichkeitsmerkmal aufweisen **noch** weitaus **häufiger erkranken.** Der einfache Zusammenhang Carcinogen (Tabakrauch) – Lungenkrebs ist offensichtlich zu einfach. Das soll keinesfalls als Plädoyer für das Rauchen verstanden werden, sondern nur als Hinweis auf die Kompliziertheit des Problems. Und als Aufforderung zur ganzheitlichen Sichtweise: Im Rauchen ist eine Art **Selbstschädigung** verborgen, die **primär zu**

behandeln ist. Ganzheitliche Therapie soll dazu führen, daß der Mensch seinen Körper mehr achtet und schont.
Zusammenhänge zwischen seelischen Einwirkungen und der Krebserkrankung wurden intuitiv schon lange angenommen. Sie sind heute sowohl durch epidemiologische als auch experimentelle Untersuchungen bestätigt: Das Immunsystem, Wächter auch gegen die Krebserkrankung, unterliegt unter anderem Beeinflussungen aus dem seelischen Bereich.

Seelische Not dürfte danach nicht nur an der Entstehung der Krankheit beteiligt sein, sondern auch deren weiteren Verlauf beeinflussen, vielleicht sogar entscheidend bestimmen.
Wie können wir diese Einsicht für die Kranken nutzen? Eine schwierige Frage. Ohne Zweifel verfügen wir noch über zu wenig praktische, allgemein bekannte und anerkannte Antworten darauf.
Nach meiner Auffassung und Erfahrung hat bisher die Naturheilkunde – ihr selber weitgehend unbewußt – dem Kranken am ehesten Hilfen gegen seine seelische Not bieten können. Dagegen hat die konventionelle, naturwissenschaftliche Therapie – ebenfalls unbewußt – in ihrer Beschränkung auf das Körperliche manche zusätzliche seelische Wunde verursacht: Übelkeit und Haarausfall nach Cytostatikagaben, eingreifende Operationen wurden als Nebenwirkungen gewiß sorgfältig gegen den erwarteten Nutzen für den Körper abgewogen. Deren Auswirkung auf das seelische Befinden und so bedingte Rückwirkungen auf den Körper wurde nicht immer in gleicher Weise beachtet. Dabei stimmen – über unterschiedliche Therapieauffassungen hinweg – die Ärzte, überhaupt alle, die dem Kranken verbunden sind, im Grunde darin überein, daß die Hoffnung von ausschlaggebender Bedeutung ist.

Es ist eine verbreitete Erfahrung: Menschen, die ihre Hoffnung verloren haben, die ihren Sinn nicht sehen können, verfügen über keine **Kraftquellen** mehr, **ihr Leben zu erhalten,** noch weniger: um ihr Leben zu kämpfen. Wenn wir das Prinzip des „nihil nil nocere", vor allem dem Patienten nicht schaden, ernstnehmen, müssen wir „Nebenwirkungen" der konventionellen Therapien auch unter diesem Aspekt berücksichtigen. Operationsfolgen oder Übelkeit durch Cytostatika-Infusionen können den Lebensmut schwächen, vor allem, wenn der Patient nicht vollständig informiert wurde über seine Krankheit, seine Chancen und die Schwierigkeiten bei der Anstrengung ihrer Überwindung.
Wie oft machen wir die Erfahrung, daß unkonventionelle, naturheilkundlich orientierte Therapien den Lebensmut des Patienten stärken, daß sie ihn kräftigen und aktivieren, sich für sein Leben einsetzen. Hoffnung kann man nicht einfach verordnen. Sie ist leichter zerstört als aufgebaut. Aus dieser Einsicht sind diejenigen kritischen, streng naturwissenschaftlichen Therapien, die alles naturwissenschaftlich unbewiesene ablehnen, selber kritisch zu beurteilen.
Leben braucht begründete Hoffnung, gerade unter widrigen Umständen. Hoffnung: der Glaube an Sinn und Zukunft des Lebens. Jeder trägt seine eigene Hoffnung. Wir dürfen sie nicht zerstören. Wir dürfen keine falschen Hoffnungen wecken, die unberechtigt sind. Wir dürfen nicht unsere eigene Hoffnung – ersatzweise – dem anderen verordnen. Hoffnung aktiviert. Hoffnung erwächst aus eigener Aktivität.

Somit ist die Hoffnung des Menschen der Pflanze vergleichbar. Sie gedeiht aus sich selbst heraus, wenn Boden und Klima geeignet sind, ist dankbar für zurückhaltende Pflege und ganz unterschiedlich empfindlich gegen schädigende Einflüsse. Hoffnung ist nicht von der Naturwis-

senschaft und nur unvollständig von der Psychologie zu erfassen. Hoffnung gedeiht aus Glauben an Sinn und Zukunft des Lebens. Vielleicht ist dies ein wichtiger Grund für die große Faszination, die Naturheilkunde auf so viele Menschen ausübt: sie finden darin ihre Hoffnung wieder. Hoffnung, daß die Natur den Menschen nach wie vor trägt, daß seinem Organismus Kräfte innewohnen, die ihn die Krankheit überwinden lassen können, daß die Natur ihm Mittel an die Hand gibt, seine Leiden zu lindern, daß ihn die Natur nicht im Stich läßt.
Es ist hier wieder vor Geschäftemachern zu warnen, die diese Hoffnung mißbrauchen. Ebenso aber vor einseitigen Eiferern, die – ohne Überblick – die innere und äußere Natur nur nach ihrem selbstgemachten Bild sehen und formen wollen. Mystifizierende Verklärung der Natur mit ihren Abläufen und Möglichkeiten geht genauso fehl, wie einseitige technokratische Fixierung auf ein Bild des Menschen als einer biologischen Maschine.

Die Situation des Kranken

Wenn wir in der Vorgeschichte von Krebskranken besonders häufig die Eigenschaft: Selbstaufopferung finden, dann bedeutet das: diese Menschen haben unglücklicherweise ihr **eigenes** Ziel aus den Augen, aus dem Sinn verloren. Dieses Ziel ist ihnen nicht herbeizureden. Die Krankheit wirft sie in bitterer Weise auf sich selbst zurück. Das kann das Ende sein, aber eher noch ein neuer Anfang. Die Chance! Wir können dabei helfen, indem wir dem Kranken konkrete Mittel geben, die seiner Natur entsprechen, Mittel, um für sich selbst aktiv zu werden.
Gerade die modernen naturwissenschaftlichen Therapiemethoden, wirksam und eingreifend, weisen dem Kranken eine passive Rolle zu. Passiv geheilt zu werden, kommt ja den Erwartungen vieler Kranker entgegen. Zur

vollständigen Heilung reicht das nicht aus, reicht die alleinige Behandlung des Körpers nicht aus. Hoffnung, Verständnis, Einsicht tragen die aktiven Fähigkeiten der Kranken, an seiner Heilung mitzuwirken. Berechtigte Hoffnung hilft heilen. Aktivierung der eigenen Kräfte, wozu natürliche Therapien beitragen, kann dabei helfen. Die Situation des Krebskranken ist doch geprägt von Angst und Verzweiflung. Angst und Verzweiflung werden verstärkt durch Passivität, Vermeidung und Ablenkung. Die Beunruhigung durch die Krankheit **führt oft dazu, das Gespräch über die Krankheit ganz zu meiden oder mit aufmunternden (aber ablenkenden) Sprüchen erheitern, trösten zu wollen.** Das hilft den Kranken nicht. Sie brauchen die Auseinandersetzung mit ihren Problemen – zum geeigneten Zeitpunkt.

Die Verzweiflung des Kranken hat (mindestens) zwei Aspekte:

- die Verzweiflung vor der momentanen, ausweglos erscheinenden Situation und
- die Verzweiflung über das noch nicht gelebte Leben.

Jeder einzelne wird darin individuelle Ängste, Fragen und Antworten finden. Am schwierigsten ist der Versuch, ganz für sich alleine eine Antwort zu finden, im Grübeln. Ganz selten gelingt das. Viel wohltuender und befreiender ist es, die Schwelle zu überwinden und die Nähe zu suchen, das Gespräch auch über belastende und gescheute Themen. Selbsthilfegruppen haben hier Pionierarbeit geleistet. Nähe und Geborgenheit mindern Angst und Verzweiflung. Gespräche, anfangs oft leichter mit fremden Menschen, die vergleichbare Situationen erlebt haben, zeigen, daß es Auswege gibt.
Nicht immer sind das **gewünschte**, niemals bequeme Auswege. Aber gangbare Wege. Keine flotten Sprüche, keine Patentrezepte, keine Illusionen, sondern reale, wenn auch manchmal schwierige Möglichkeiten.

Der Anfang: **Die Verzweiflung nicht übertönen und übertünchen, sondern vor sich selber eingestehen, sie offen an- und aussprechen** – auch und gerade mit den nächsten Angehörigen. Hilfe von Erfahrenen suchen. Wählen Sie den Arzt, der auch auf ihre seelische Not eingehen kann. Im Umgang mit anderen mehr das Akzeptieren und Annehmen üben, statt das Fordern und Erwarten.
Akzeptieren und Annehmen des Gegebenen setzt immer wieder erstaunliche Kräfte frei für den Einsatz, für das Leben.
Die Denkweise unserer Zeit bringt wenig förderliche Ansätze für die Fragen von Kranken. In unserer Gesellschaft müssen wir immer wieder sehen, wie Zeit verschwendet, geradezu totgeschlagen wird.
Krankheit, besonders deutlich die Krebskrankheit, zeigt zeitliche Grenzen auf, beendet den Zeitvertreib. So viel noch Ungelebtes, das zwar erkannt, aber in die Zukunft geplant wurde, steht hinter der Verzweiflung. War das alles, wird dann häufig gefragt, ist jetzt alles zu Ende? Die Mutlosigkeit, die Zweifel, die sich da breitmachen, sind ein arges Spiegelbild der derzeitigen Lebensauffassung. Aber diese Betrachtung nützt dem Kranken nicht. Wer kann ihm den Abgrund wirklich nachfühlen? Billiger Trost würde zu Recht als Kränkung empfunden.
Jedoch: da gibt es die Erfahrungen, die Selbstzeugnisse von Kranken, die aussagen: mit der Diagnose, oft schon vorher, mit dem Gefühl des Krankseins, entstand neben der Angst, neben den Zweifeln – ein neues, tragendes Bewußtsein. Fritz Zorn schrieb in seinem Tagebuch: „Die Bedrohung durch den Tod ließ mich auf den Gedanken kommen, daß ich vielleicht, falls ich dem Tod am Ende doch entrinnen sollte, nun endlich eine Chance für eine wirkliche Auferstehung hätte, nämlich die Auferstehung zu einem neuen Leben, das vielleicht nicht mehr so qualvoll wäre, wie das Vergangene."

Wer zieht heute schon den richtigen Gewinn aus seiner Zeit? Das Leben gewinnt seinen wahren Wert erst aus der Erkenntnis seiner Endlichkeit. Diese Einsicht, heute vielfach tabuisiert und verdrängt, ist Ursache vieler Ersatzhandlungen, nicht zuletzt des übersteigerten Konsums. Die Krebskrankheit durchbricht das Verdrängungsgebäude. Darin liegt wohl der Hauptgrund, daß diese Krankheit in dem Schrecken, den sie verbreitet und ihrer Gefährlichkeit oft noch überschätzt wird.

„Herr, lehre uns, unsere Tage zu zählen, damit wir ein weises Herz gewinnen" (aus dem Psalm 90), dieser Satz hat sicher gleiche Berechtigung für Gesunde und Kranke. Für den Kranken ist er drängender, schmerzlicher, aber er steht ihm näher. Das Leben gewinnt seinen Wert. Krankheit erzwingt Aufmerksamkeit für diese Weisheit, es liegt wohl an jedem einzelnen, ob er sie gewinnen kann – und an der Hilfe, die ihm zuteil wird. Wie können wir dem Kranken helfen, seinen Angehörigen, uns selbst? Der Kranke ist verzweifelt. Das ist für jeden nachvollziehbar. Verzweiflung isoliert, wenn sie nicht angesprochen wird. Verzweiflung verstellt den Zugang zum Leben, zum eigenen Sinn. Verzweiflung entsteht aus dem Gefühl der Hoffnungslosigkeit: Hoffnungslosigkeit, das Leben noch erfüllen und gestalten zu können. Gerade das Gestalten, aktiv Handeln wird von vielen Kranken gar nicht erst in Betracht gezogen. Je eingreifender eine Therapie ist, um so mehr macht sie die Betroffenen passiv. Ist das der Grund für die Grenzen dieser Therapien?

Wenn man sich dem Schrecken dieser Krankheit nicht hilflos überlassen will, wird man zunächst alle gebotenen körperlichen Therapien verantwortungsvoll ausschöpfen. Darüber wird an anderer Stelle berichtet. Die körperliche Therapie darf aber nicht isoliert bleiben, darf nicht ihrerseits zur Ersatzhandlung, zur Verdrängung werden.

Hier beginnt ein schwieriger Entwicklungsprozeß, oft begleitet von Zorn, Hadern und dem Gefühl des Irrtums. Verständnisvolle Gesprächspartner, die nicht drängen, sind wichtig. Erfahrungsgemäß fördern ganzheitliche natürliche Therapien die Entwicklung zur Eigenaktivität und zu einer Harmonisierung. Hier zeigt sich der besondere Wert dieser Therapien, die nicht auf den Körper beschränkt bleiben. Sie sind lebensfördernd hier und heute.
Die übliche Denkweise vernachlässigt die Gegenwart mit Hektik und achtlosem Konsum für eine idealisierte utopische Zukunft. Die Zukunft ist für den Kranken unsicher geworden, ein Grund zur Besinnung auf die Gegenwart. Wer heute die Gegenwart versäumt, wird dies auch in Zukunft tun und schließlich vor dem Nichts stehen. Das gilt für Kranke und Gesunde gleichermaßen.

Das oft kritisierte „in den Tag hineinleben", das den Planungsvorstellungen der Industriegesellschaft zu widersprechen scheint, hilft, die Gegenwart und damit auch die Zukunft zu gewinnen. Den Tag bewußt leben, auch das Positive sehen, das er trotz allem bringt, dankbar dafür sein können, das bringt weiter. Dies alles soll selbstverständlich verantwortungsvoll, ohne Blindheit vor den Notwendigkeiten geschehen. So kommt eine wertvolle, heilsame Entwicklung in Gang. Sie bringt eine wichtige Eigenschaft mit sich: Gelassenheit. Diese Entwicklung muß allerdings aus jedem Menschen selbst kommen, sie ist von Kindheit an angelegt und kann wohl behutsam gefördert, niemals aber aufgeredet werden.

Bei vielen Kranken finden wir verständlicherweise eine Verzweiflung, die so groß ist, daß sie alle anderen Empfindungen und Aktivitäten weitgehend verdrängt. Die Therapie muß darauf Rücksicht nehmen. Die Angehörigen müssen wissen, daß die Verzweiflung des Kranken zwar einfühlbar ist, aber dennoch oft uneingestandenen Ärger und Ablehnung provoziert. Das ist normal und durch offenes Besprechen (mit Hilfe des Arztes) zu besprechen. Verzweiflung isoliert, wenn sie nicht angesprochen wird. Verzweiflung entsteht aus Isolierung, aus Mangel an Bindungen, aus dem Gefühl der Hoffnungslosigkeit. Hoffnungslosigkeit, das Leben noch ertragen und gestalten zu können, wieder froh sein zu können. Ein Teufelskreis, denn Hoffnungslosigkeit lähmt das Gestalten, das aktive Handeln. Dazu kommt: Je eingreifender und künstlicher eine Therapie ist, um so stärker hält sie die Patienten passiv. Naturheilkunde bringt auch hier praktische Hilfen, indem sie die Menschen mit ihren sinnesnahen Heilmitteln aktiviert. Menschen, die dem Kranken nahestehen, haben hier die schwierige, aber befriedigende Aufgabe:

- als Gesprächspartner zur Verfügung zu stehen,
- das Gespräch anzubieten, aber nicht aufzuzwingen,
- Verständnis für die nachfühlbaren Probleme zu signalisieren,
- und keinesfalls durch oberflächliche Sprüche abzulenken.

Zu bedenken ist: Die Kranken neigten schon lange vorher zu übermäßiger Selbstaufopferung. Selbstaufopferung bedeutet: den Sinn in anderen sehen, nicht im eigenen Selbst und Dasein. Der Kranke, zurückgeworfen auf das eigene Selbst, **muß** ja „konsequenterweise" verzweifeln, denn er ist jetzt auf die anderen angewiesen. Die gewohnten Lebensquellen stehen ihm nun nicht mehr zur Verfügung.

Wie ist ihm da zu helfen? Die Krankheit erzwingt die Priorität für das Selbst. Dieser Ansatz vor allem darf ihm nicht zerredet werden. Nach der manifestierten Erkrankung ist nichts mehr so wie vorher. Darin liegt auch eine Chance – neben allen unbestrittenen Beeinträchtigungen. Nutze die Chance, lebe wirklich das Leben, dessen Wert in der Gefährdung so viel deutlicher wird: diese einfache Aufforderung wäre dem Kranken sicherlich förderlich. Kann er sie so einfach annehmen? Wir schrecken davor zurück, ihm so zu raten: ist das nicht zynisch, haben wir nicht selbst insgeheim eine ganz andere Auffassung vom Leben: Funktionieren, erfolgreich sein und durchsetzen (was denn?).

Es muß offen ausgesprochen werden:
Mit dem Ausbruch der Erkrankung sind schmerzliche Einschränkungen des „Funktionierens" verbunden. Es entstehen Widersprüche zu den Idealen unserer Gesellschaft. Die Leistungsfähigkeit ist in Frage gestellt, damit die Voraussetzungen für die Selbstaufopferung. Wurde vorher der Sinn des Lebens im Dasein für die anderen gesehen, stellt sich jetzt das Problem neu, „ich-näher": Dasein für sich selbst, um des eigenen Selbstes willen. Wer kann darauf perfekte Antworten geben? Warum lebe ich überhaupt? Wozu? Der Gesunde hat sich die Frage kaum gestellt. Die Konfrontation mit der Krankheit erzwingt eine Neuorientierung, hin zu anderen, ursprünglichen Werten. Wenn die innere Bereitschaft da ist, wird das gelingen, die Möglichkeiten sind in jedem angelegt. Dabei muß klar gesagt werden: mit der Abkehr von bisherigen Gewohnheiten wird das Leben anders aussehen als bisher. Aber wie die Erfahrung zeigt, wird es in mancher Hinsicht auch intensiver, reicher sein.

Die Krise, in die der Kranke hineingestellt ist, gipfelt in der Frage: Woher ist die Kraft zu schöpfen für das Weiterleben? Von der Antwort hängt Entscheidendes ab. Bisherige Kraftquellen, die Selbstaufopferung vor allem, das Dasein für die anderen, erweisen sich nun als problematisch, zumindest in der gewohnten Weise. Das Ziel muß neu definiert werden, Kraft weniger aus der Bestätigung

von außen, vielmehr von innen kommend. Ausgerechnet jetzt? Ausgerechnet jetzt. Dafür gibt es keine fertigen Rezepte, wohl aber Hilfen. Wichtiges **Hilfsmittel ist dabei die Frage: Was eigentlich habe ich von jeher für mich selbst vorgehabt,** woran habe ich wirklich geglaubt? Die Konfrontation mit Krankheit, eigener oder fremder, sensibilisiert dafür: diese Frage offen zu beantworten und danach zu leben, nicht irgendwann, sondern jetzt.
Möglichkeiten sind vorhanden, neue Kraftquellen, neue Bindungen zu suchen und zu finden. Die Bindungslosigkeit des modernen Menschen, seine Unsicherheit, seine Neigung zum Sturz in die Verzweiflung entstehen nicht zuletzt aus seinem Mangel an Religiosität. Religion heißt Rückbindung. Die Weisheit der christlichen Religion gibt viele überraschend aktuelle Antworten auf hier angesprochene Lebensfragen. Antworten, die weitaus aktueller und lebensnaher sind als die Konzepte (oder Konzeptlosigkeit?) des Computerzeitalters.
Krankheit, die Krebskrankheit vor allem, stellt viele der verbreiteten Lebenswünsche in Frage. Aus der Konfrontation mit der Krankheit entsteht ein neues Bewußtsein, die Hoffnung auf ein bewußtes, humanes Leben, auch und gerade jetzt.

Leben und Krebs

Die Bedrohung, die von der Krebskrankheit ausgeht, wird vielfach eher über- als unterschätzt, vor allem im Vergleich mit anderen schweren Erkrankungen. Gewiß kann man den Krebs kaum ernst genug nehmen. Es ist nicht beabsichtigt, die Probleme zu bagatellisieren oder wegzureden. Übermächtige Bedrohung und das Gefühl, hilflos ausgeliefert zu sein, lähmt die Menschen, läßt sie hektisch, aber nicht unbedingt sinnvoll handeln, führt zu Verdrängung und damit gesteigerter Angst. All das kann niemals und niemandem von Nutzen sein, nicht einmal skrupellosen Geschäftemachern, die versuchen, aus der Angst ihrer Mitmenschen Profit zu ziehen, die aber so selbst langfristig nicht glücklich werden. Gegen dumpfe Bedrohung und übermächtige Angst seien als „Heilmittel" empfohlen:

- Information und Orientierung an der Wirklichkeit
- sinnvolles Handeln danach, Ausschöpfen aller ernsthaft fundierter Mittel
- offenes Ansprechen statt Verdrängung
- Gelassenheit, die aus Akzeptierung des Gegebenen und Verzicht auf manches Materielle entsteht.

Zweifellos sind diese Forderungen leichter gesagt als getan und gelebt. Doch mindert das nicht ihre Wichtigkeit.

Anliegen dieses Kapitels ist es, durch unbefangenes Beleuchten einiger Hintergründe zur Befreiung von schädlicher Angst beizutragen und so lebenszugewandte Kraft freizusetzen. Das kann für den Leser nicht bequem sein. Bedenken Sie aber bitte: alles, was sie ausklammern, weil es Sie beunruhigt oder unbequem ist, schafft Ihnen nur trügerische Ruhe, denn es gärt unter der Oberfläche zu Ihrem Schaden weiter. Natürlich wissen Sie das längst, problematisch ist halt die Umsetzung, wenn das Leben schon im „normalen" Alltag so schwer gelingt, um wieviel schwerer ist es dann in der Bedrohung durch die Krebskrankheit.

Krebs ist ja geradezu zum Gegensymbol des Lebens geworden. Über dem Schrecken der Angst, die diese Krankheit auslöst, wird aber häufig diese Erfahrung übersehen: es gibt ein Leben mit dem Krebs, ein Leben nach dem Krebs. Verständlicherweise ist dieses Weiterleben mit Angst belastet. Diese Furcht des Krebskranken, die ja äußerst real ist, ist erstaunlicherweise geringer als die verbreitete Krebsangst, die wir bei Laien und Gesunden sehen. Die heutige Krebsangst, vergleichbar der Furcht vor den Pestepidemien des Mittelalters, ist weit verbreiteter als die Krankheit selbst. Sie ist, wie gesagt, von der Furcht des Kranken zu unterscheiden. Wir können daraus über unsere Auffassungen von dieser Krankheit lernen. Diese Angst entstammt zwei Quellen:

1. stellt die Krebskrankheit, mehr als andere, unsere heutigen Lebensziele, wie Selbstbestimmung, die Vorstellung „alles ist machbar", die materiellen Lebenswünsche in Frage.
2. hat die konventionelle Medizin noch vor wenigen Jahren mit ihrer (gutgemeinten) „Werbung" für Vorsorgeuntersuchungen und Therapien, mit dem Slogan „jeder Fünfte erkrankt an Krebs, jeder Vierte stirbt daran" Zweifelhaftes geleistet, sicher unbewußt. Das ist Statistik, die dem Einzelnen nicht nutzt, auch keine Prognose erlaubt, im Gegenteil. Die alten Ärzte, bei geringerem statistischem und technischem Wissen, haben das nicht getan. Allerdings gab es im Mittelalter Bettelmönche, die mit dem Fegefeuer drohten, und so Macht und Geld erlangten.

Angst aktiviert einige wenige Menschen, die meisten lähmt sie. Das schadet ihnen. Dabei gibt es ein schwieriges, aber erlernbares Mittel: Die Angst ansprechen, mit ihr umgehen.
Leider fördert die moderne Medizin den Umgang und die Bewältigung der Angst noch nicht in wünschenswerter Weise. Die von ihr attackierte Naturheilkunde ist ihr zumindest in diesem Punkt voraus. Die konventionelle Medizin hat ihre unbestrittenen Erfolge noch wenig in Hoffnung umsetzen können. Als Hausarzt erfahre ich oft, daß Krebskranke mit ihrer Angst vor der Krankheit erstaunlich umgehen können aber unter der Furcht vor naturwissenschaftlichen (konventionellen) Therapiemaßnahmen leiden.

Noch immer begreift sich die konventionelle Medizin zu einseitig als Kämpfer gegen Krankheit und Tod. Sie erfüllt so perfekt Erwartungen unserer Gesellschaft, die die Endlichkeit des Lebens zu verdrängen versucht. Der „Kampf gegen den Krebs", den die moderne Medizin austrägt, ist demnach auch Ausdruck unser aller verdrängten Todesangst. Der „Sieg über den Krebs", von unserer Fortschrittsgesellschaft erwartet und von der Medizin seit langem versprochen, ist der unbewußte Wunsch auf das grenzenlose körperlich-materielle Leben. Diese törichte Erwartung verstellt eine realistische Sicht der Krebskrankheit, nicht nur bei Laien.
Ich halte diesen Sieg über den Krebs bei weiterem Fortschritt nicht einmal für ausgeschlossen, befürchte aber, daß das Leben dann nicht mehr so aussehen würde, wie wir es uns vorstellen – und wünschen. Natürliche Therapie sollte uns auch davor bewahren, daß der Sieg über Krankheit und Tod nicht zum Sieg über das Leben wird. Damit soll keineswegs wirklicher Fortschritt, der dem Leben dient, diskriminiert werden – im Gegenteil.
Es geht um ein angstfreies, wirklich (möglichst) objektives

Verständnis von der Krebskrankheit (über deren Behandlung dann gelassener und sachlicher gesprochen werden kann – anstatt über ihre Bekämpfung so erbittert zu streiten):

- die Krebskrankheit ist ein biologisches Phänomen (auf dem Boden gestörter Immunfunktionen entstanden), die alten Ärzte sprachen von einer Schwächung der Lebenskraft
- die Krebskrankheit ist damit ein Phänomen des biologischen Alters (auch wenn sie bei jungen Menschen auftritt).
- wenn wir den Krebs als (gewiß ungewollte) Reaktionsform des Lebens begreifen können (nicht einfach), kommen wir zu sinnvollen Maßnahmen und Fortschritten für das Leben. Dabei hat Sinn höhere Priorität als Effekt oder Wirkung. Intensität und freudige, bejahende Bewältigung steht vor Dauer. Diese Gedanken mögen manchem Leser fremd, vielleicht absurd oder gar unheimlich erscheinen, sie sind aus intensiver Konfrontation entstanden. Sie sollen keineswegs zur Resignation führen, sondern vielmehr zu aktiver Bewältigung.
- die Krebskrankheit ist nicht gleichzusetzen mit einem Todesurteil, wie vielfach und polemisch zu hören ist. Der Krebs **kann** zum Tode führen, das Leben tut dies immer. Häufig tabuisierte, aber für den Kranken doch wesentliche Einsicht: Heilung von Krebs bedeutet, so gesehen, schließlich irgendwann an einer anderen „Ursache" zu sterben.

Es führt kein Weg an dieser, zugegeben schweren, Einsicht vorbei: Wenn wir wirklich bewußt leben wollen, müssen wir den Tod als Bestandteil dieses Lebens akzeptieren. Einzig der Mensch mit seinem Bewußtsein steht in dieser Problematik: Das Akzeptieren des Todes als Chance für das bewußte, erfüllte Leben. Wenn wir mit einer möglicherweise lebensverkürzenden Krankheit den Sinn des Lebens in Frage stellen, wird der Sinn des Lebens überhaupt fragwürdig. Gewiß ist hier der Aspekt der Zeit, der Lebenszeit von großer Bedeutung. Unser Streben geht dahin, diese Dimension „Zeit“ möglichst zu verlängern. Darin sind sich zu Recht alle einig: Kranke, Gesunde, Ärzte, auch sonst unterschiedlicher Therapieauffassung. Doch ist die Zeit ein Wert, der noch nichts aussagt über den Inhalt, die Qualität, den Sinn des Lebens. Im Grunde müßte jeder für sich entscheiden, welcher Aspekt – Inhalt oder Dauer – für ihn wichtiger ist. Diese Frage wird allerdings selten gestellt. Ohne weiteres Nachdenken fällt meistens spontan die Entscheidung für die Zeit. In der Tat ist ein Verlust an Zeit unwiderruflich. Doch wie ist es mit dem Lebensinhalt, dem Lebenssinn? Keinesfalls sind diese Werte unbedeutender als die Zeit, die dafür zur Verfügung steht, sie zu verwirklichen. Wie aber gehen viele Menschen mit ihrer Zeit um? Gedankenlos wird sie verschwendet, immer in Hetze zwar, in Zeitnot: für Zerstreuungen, Konsum, Zeitvertreib, Auseinandersetzungen . . . Lassen solche Inhalte nicht Zweifel aufkommen am Wert dieser Zeit?

Alle lebensbedrohenden Krankheiten lehren uns auf sehr unangenehme Weise, den Wert der Zeit zu erkennen. Der Psalmist sagt: „Herr, lehre uns, unsere Tage zu zählen, damit wir ein weises Herz gewinnen“. Dagegen höre ich öfter Sätze wie „war das alles?“ oder „Ich hatte mit noch so viel vorgenommen“. Sätze, die die Verschiebung des Lebens von der Gegenwart in die Zukunft anzeigen und dabei die Entwertung von Vergangenheit und Gegenwart. Leben ist doch viel mehr, als noch nicht tot sein. Das ist auch bei allen konventionellen Therapien zu bedenken.

Die Intensität des Lebens habe ich nie so tief erfahren, wie im Umgang mit Asthma- und Krebskranken. Eine Erfah-

rung, die Laien kaum nachvollziehen können: für viele Krebskranke beginnt ein neues Leben mit ihrer Krankheit. Sie führt zu Entwicklungen im Hier und Jetzt.
Diese Entwicklung ist schwierig und nicht selbstverständlich. Sie stellt hohe Anforderungen an Patienten, Angehörige und Therapeuten. Ganzheitstherapie, wie sie hier dargestellt wird, hilft dabei. Das bewußte Leben in der Gegenwart ist ein wichtiges Heilmittel.

Überraschenderweise findet sich bei Krebskranken weniger die Furcht vor einer Verkürzung ihres Lebens (eher in Form der Sorge um die Angehörigen), sondern mehr Angst vor Komplikationen und Schmerzen und besonders vor eingreifenden therapeutischen Maßnahmen.
Dazu ist festzustellen:
Moderne, hochschulmedizinische Methoden können Komplikationen wirksam verhindern, vor allem wenn sie mit den oben dargestellten natürlichen Therapien erweitert werden. Schmerzen treten dann viel seltener und erträglicher auf als befürchtet. Übelkeit und Verzweiflung am Leben als Begleiter konventioneller Maßnahmen werden durch natürliche Therapien gelindert. Vor allem die Misteltherapie leistet hier Erstaunliches.
Leben mit dem Krebs, Leben nach dem Krebs, ist möglich, kann wirkliches, erfülltes Leben sein, anders aber sogar bewußter als zuvor.

Wichtige Ansatzpunkte zum heilsamen Umgang mit sich selbst

(1) Krankheit ist Krise, meistens eine sehr schwere Krise. Jede Krise ist ein Wendepunkt: zum Besseren – oder zum Schlechteren.
Bedenken Sie: Sie sind der Krise nicht ausweglos ausgeliefert. Hilfen sind da – von außen und innen. Meistens werden die inneren Kräfte vernachlässigt oder zu wenig genutzt. Sie können entscheidend sein. Sie sollten sie nicht stören – sondern nützen. Wichtig ist nur: Sie sollten bereit sein, vieles wirklich anders zu machen.

(2) Denken Sie an den Mann, der gefragt wurde, warum er immer so glücklich sei. Seine Antwort: Jeden Morgen, wenn ich aufwache, habe ich die Wahl, glücklich oder unglücklich zu sein, und ich beschließe, glücklich zu sein.
Wie kommt es, daß wir meistens beschließen, unglücklich zu sein? Wieso merken wir nicht, daß wir die Wahl haben? (Nach B. S. Rajneesh)
Diese Wahl bleibt auch und gerade in schweren Situationen. Der Weg: Einssein, dahinfließen mit dem, was das Leben bringt. Schwer, aber ein guter Weg.

(3) Lassen Sie sich nicht in unüberschaubare Konflikte bringen. Fragen Sie nach den Hintergründen. Ergründen Sie Ihr wirkliches Ziel, Ihren Sinn. Orientieren Sie sich daran. Erinnern Sie sich an Ihren Ausgangspunkt, Ihre Kindheit.

(4) Hören Sie in sich hinein: was will ich, was bedeuten die Vorgänge in meinem Körper für mich, was soll

geschehen, was besser werden, wozu dient **mir** das, wozu geschieht das? Hören Sie dabei auch unvoreingenommen: was ängstigt mich? Warum? Und nun: was trägt mich, erhält mich? Sprechen Sie all das offen aus, nicht nur für sich allein. Sie werden wertvolle Antworten finden.

(5) Sprechen Sie Ihre Ängste offen aus, sie werden Linderung finden. Vermeiden Sie aber bloße oberflächliche Klagen und indirekte Vorwürfe, denn daraus entstehen Schwächen und Kontaktstörungen. Klage ist etwas anderes als Beunruhigung. Aussprechen der Beunruhigung erleichtert, beruhigt.

(6) Lassen Sie sich nicht in eine Auseinandersetzung Hochschulmedizin – Naturheilkunde und damit in Konflikte bringen. Diese therapeutischen Ansätze schließen einander nicht aus, ihre Ergänzung bietet derzeit das Bestmögliche für den kranken Menschen.

(7) Lassen Sie sich aber nicht von ungeprüften, obskuren, fragwürdigen Methoden verführen, vor allem, wenn diese als absolut oder allwissend gepriesen werden. Sprechen Sie mit Ihrem Arzt darüber.

(8) Informieren Sie sich eingehend über die hochschulmedizinischen Therapien und Möglichkeiten mit dem Arzt Ihres Vertrauens. Sprechen Sie Ihre Bedenken offen aus. Wenn Sie Gehör finden, werden Sie von der Behandlung profitieren.
Hochschulmedizinische Therapien eröffnen Ihnen Möglichkeiten, die vor wenigen Jahren noch undenkbar waren.

(9) Zu diesen Therapien von außen müssen die Heilungskräfte von innen kommen. Sie können vielfach

ausschlaggebend sein. Naturheilkunde fördert diese Heilungskräfte.

(10) Wenn Sie zu einem eigenen positiven Beitrag, zum Einsatz für sich selbst entschlossen sind, setzen Sie einen ganz konkreten konsequenten Anfang. Wichtige Möglichkeit dafür:

(11) Beginnen Sie mit Ihrer Ernährung.

(12) Gestalten Sie Ihren Tagesablauf gleichmäßig, rhythmisch geordnet (s. S. 144). Dieser Rhythmus entlastet und gibt Kraft. Befreien Sie sich von Unwesentlichem. Die Konfrontation mit Krankheit läßt wesentliches von Unwesentlichem unterscheiden.

(13) Besprechen Sie Ihre Erfahrungen und geben Sie sie weiter, in Familie und Freundeskreis, in Selbsthilfegruppen. Finden Sie gemeinsame Initiativen und praktische Hilfen für den Alltag. Atemtherapie, Meditation und natürliche Heilweisen werden in der Gemeinschaft unterstützt.

(14) Gewinnen Sie Klarheit über Ihre wirklichen Bedürfnisse und Notwendigkeiten und sprechen Sie sie offen und konkret aus. Vermeiden Sie aber unbedingt Jammern und Anklagen, das ist etwas ganz anderes – und schwächt sie nur. Setzen Sie sich realistische Ziele für das, was Sie selber – für sich – erreichen wollen.

(15) Versuchen Sie immer für sich selbst und Ihre Gesprächspartner Ihre Gefühle offen, aber kurz und präzise auszudrücken. Wenn eine Situation Sie beunruhigt: finden Sie heraus, was das ist und was dahinter steht. Gehen Sie den beunruhigenden Fakto-

ren nicht aus dem Weg (das würde Sie schwächen). Akzeptieren Sie zunächst die Gegebenheiten und gewinnen Sie so die Gelassenheit und Kraft für mögliche Verbesserungen.

(16) Sehen Sie über eventuelle Einschränkungen hinaus und erkennen Sie die Befreiung und die Kraft, die Ihnen dabei zuwächst.

(17) Bedenken Sie: Sie schaffen mit all dem Ihre Realität tatsächlich neu. Tun Sie es richtig! Ihr eigener Einfluß ist größer als Sie denken!

(18) Die meisten Menschen sind sich über die Kräfte ihres Bewußtseins im Unklaren, sie gebrauchen sie – ungeschult, unbewußt – zu ihrem eigenen Schaden. Das ist besonders oft der Fall in der Bedrohung durch Krankheit, durch Schmerzen, bei Veränderungen des Körpers. Angst, Isolation, Resignation als Bewußtseinsinhalte sind verständlich, jedoch schlechte Lehrmeister.
Aktiver Einsatz für den eigenen Körper, konsequent aber ohne Zwang löst sie ab. Wichtigste Hilfsmittel: Reform von Ernährung und Lebensweise.

(19) Andere, bessere Bewußtseinsinhalte und Einstellungen können die Situation grundlegend verbessern. Für die Heilung sind sie von großer, vielleicht ausschlaggebender Bedeutung. Auch die naturwissenschaftliche Medizin erkennt sie an, bezeichnet sie aber abfällig als Placeboeffekt (was einiges über den Bewußtseinsstand so Urteilender aussagt).
Fördern Sie die positiven Kräfte Ihres Bewußtseins, eigenständig und beharrlich und tapfer – Hermann Hesse hat gesagt: Gegen die Infamitäten des Lebens sind die besten Waffen: Tapferkeit, Eigensinn und

Geduld. Denn die Tapferkeit stärkt, der Eigensinn macht Spaß und die Geduld gibt Ruhe.

(20) Dazu sollten kommen, aber ohne äußeren Zwang, Annehmen und Distanz von den Widrigkeiten des Alltags, lernen Sie Ihre Sorgen und Nöte so sehen, wie sie ein anderer (Partner aber auch Fremder) sehen würde. Richten Sie täglich zehn Minuten (zweckmäßig abends) für diese Betrachtung ein und formulieren Sie dann Ihre Hoffnungen und Wünsche.

(21) Werden Sie sich klar über Ihre persönliche Hoffnung, die Sie für Ihr Leben haben, gewissermaßen als Motto oder Überschrift. Sie werden dabei feststellen: das betrifft nicht Sie alleine, sondern Ihr Leben in der Gemeinschaft, im Zusammenwirken mit anderen, in Ihrer Tradition.

(22) Verbergen Sie nicht, wenn Sie sich einmal schlecht fühlen. Finden Sie heraus, was es ist und sprechen Sie es offen aus. Für Sie selbst und die Menschen ihrer Umgebung ist es so leichter, Lösungen zu finden und miteinander umzugehen.

(23) Nutzen Sie alle Möglichkeiten für sich, soweit nicht andere darunter leiden müssen. Lassen Sie sich aber nicht von utopischen Versprechungen verführen.

(24) Seien Sie daher kritisch, fragen Sie nach Motiven und Hintergründen für Maßnahmen, die Ihnen angeboten werden. Wenn Sie so Klarheit gewonnen haben; lassen Sie sich vertrauensvoll helfen.

(25) Vertrauen Sie Ihrer Natur und Ihren Bindungen, die Sie bisher getragen haben. Erinnern Sie sich daran,

daß Sie immer Wege gefunden haben. (Man kann es nicht alleine, es ist sehr schwer.) Haben Sie Geduld mit sich und Beharrlichkeit. Neue, unbekannte Wege zu gehen erfordert das Aufgeben von alten Gewohnheiten und Hilfskonstruktionen. Das ist immer schwer.
Nur ganz selten wird man es alleine tun können: Es gilt, Hilfe zu suchen und anzunehmen. Auf diese Weise ist sie zu finden.

So sind auch diese scheinbar einfachen Empfehlungen im alltäglichen Leben keineswegs einfach – aber vielleicht lohnend. Sie sind auch nicht vollständig. Jeder wird eigene, ihm gemäße Erweiterungen finden können.
Entscheidend ist es, anzufangen.

Naturheilkundliche Basisbehandlung im Alltag

Wie kann nun ein Programm aus den vorgestellten Therapieansätzen in der Praxis aussehen? Dazu einige Hinweise auf ein unverzichtbar erscheinendes Basisprogramm, das allerdings je nach der individuellen Situation um spezielle Methoden, durchaus auch naturwissenschaftliche, ergänzt werden kann und muß:

1. Die Bestandsaufnahme

- **Bisherige Lebensgewohnheiten**
  - was davon ist günstig und auszubauen (z. B. regelmäßige Betätigung, Gartenarbeit)
  - was davon ist ungünstig und abzubauen (z. B. unregelmäßiger Lebensrhythmus, Genußgifte, Alkohol, Rauchen, ungesunde Nahrungsmittel)
- **Der körperliche Status**
  - nach Informationen des Arztes, genau erfragen
  - nach dem eigenen Empfinden, vergleichen
  - liegen Organschäden vor, mit dem Arzt besprechen, sind bestimmte Organe besonders zu beachten und zu pflegen? Insbesonders:
  - liegen chronische Entzündungsherde vor (z. B. Zähne, Mandeln, Nebenhöhlen, Gallenblase) die nach Rücksprache und Koordination durch den Hausarzt zu sanieren und biologisch auszuheilen sind
- **Die seelische Situation** (s. S. 118)
  - „neuralgische Punkte" für Ärger, Kummer, Unruhe oder Angst? Sind sie zu entschärfen? Wenn Sie einem Mitmenschen mit gleicher Problematik zu raten hätten, welche Lösungsmöglichkeiten aus un-

befangener Distanz würden Sie für ihn/sie sehen? Und für sich selbst?
- das Bewußtsein: woher komme ich; wohin gehe ich; was bedeutet das, was in mir und um mich vorgeht?
- in welcher Gemeinschaft fühlen Sie sich verstanden und geborgen? Können Sie sich weitere Gemeinschaften mit lebensfördernden Zielen erschließen?

- **Die äußeren Umstände**
  - Wenn Sie zu Änderung, Reform Ihres Lebens entschlossen sind, was können Sie anders, besser gestalten als bisher? Wo können Sie mehr für sich tun? Wo können Sie Hilfe und Unterstützung finden? Wem können Sie mit Ihren Erfahrungen von Nutzen sein?

2. *Die Gestaltung des Tagesablaufes*

- **Der Tagesrhythmus**
  - Empfohlen ist eine (ungefähre) Dreiteilung von Schlafen / vorwiegend körperlicher sinnbestimmter Aktivität ohne Überlastung, aber ohne ängstliches Meiden von Belastung (ideal: Gartenarbeit) / Besinnung: Lesen, Gespräche. Dieser Rhythmus kann individuellen Erfordernissen angepaßt werden, soll aber nicht allzuviel Rücksicht nehmen auf äußere Zwänge

- **Nach dem Aufwachen**
  - Regelmäßige Aufwachzeit
  - bei geöffnetem Fenster
  - einige Phasen bewußter Atmung (s. S. 91 f): ausatmen, ausatmen, innehalten, einatmen. Bei der Einatmung durch die Nase bewußt die Atemluft das Nasendach, die Hirnbasis berühren lassen. Dazu die

gedankliche Begleitung: Loslassen, niederlassen, einswerden, neuwerden (nach K. Tilmann). **Die Atmung geschehen lassen.**
- zweimal wöchentlich einen feuchtwarmen Leberwickel
- Die Aufmerksamkeit auf das erkrankte Organ richten (bzw. Organbereiche, bzw. geschädigte Organe); bildliche Vorstellung: das Blut bringt Sauerstoff und heilende Kräfte dahin, Erkranktes wird weggeschwemmt, ausgeschieden, der Organbereich bleibt angenehm durchblutet, erwärmt, gekräftigt, gesünder.

● **Aufstehen**
- kurzes Luftbad mit nacktem Körper
- Kaltwaschung des Oberkörpers, über Außenseite der Hände, Arme beginnend (Waschlappen, ausgedrückt, Wassertemperatur 15–20 °C)
- Abreibung mit Rosmarin-Bademilch (z. B. Fa. Weleda)
- Trocknen lassen, erst dann frottieren

● **Während des Anziehens**
- die (positiven) Erwartungen an den beginnenden Tag, z. B.: Ich werde mich mit meinem neuen Programm, meiner Nahrung, meiner Achtung für den Körper besser fühlen, gesünder und stärker. Meine Atempausen kräftigen mich. Ich habe einen neuen Anfang gemacht. Mein Vertrauen in die Weisheit des Körpers stärkt mich. Alte Fehler werden immer weiter überwunden.

● **Vor dem Frühstück**
- biologische Hilfsmittel, die die Sauerstoffversorgung des Körpers bessern sollen, z. B. ein Glas Rote-Bete-Saft (Anthocyane), Sauerkrautsaft (Rechts-

milchsäure, s. S. 86 f), Gelum oral Tropfen, falls verordnet ein Enzympräparat, z. B. Wobemogus.

- **Frühstück**
  - unverzichtbar: Vollkornmüsli (Frischkornbrei mit Sanoghurt – Rechtsmilchsäure, s. S. 86 f, und Obst der Saison, vgl. Bircher-Müsli)
    Danach evtl. ein Johanniskrautpräparat (z. B. Pflanzensaft, Schoenenberger)

- **Der Tagesablauf**
  - unterliegt individuellen Anforderungen und Möglichkeiten, möglichst sinngemäß nach dem Vorgestellten zu gestalten. Dankbarkeit für diesen Tag, für die Kontakte, die Erfahrungen und Möglichkeiten, soll im Bewußtsein bleiben. Von inneren Zwängen nach Möglichkeit befreien (wohin gehe ich?), äußere Zwänge nach ihrem Sinn überprüfen (was bedeutet das für mich?).

- **Zwischenmahlzeiten**
  - zwischen 10 und 11 Uhr: Obst, vorzugsweise Äpfel, Rohkost (wechselnd, häufig Möhren), Molke (auf Rechtsmilchsäuregehalt achten!).

- **Das Mittagessen**
  - zu festgelegter Zeit, Zusammenstellung nach den Prinzipien wie auf S. 98 bis 117 dargestellt. Rezepte finden sich z. B. in **Schultz-Friese: „Rezepte für eine krebsfeindliche Vollwertkost".** Milchsaure Gemüse! Vor dem Essen z. B. 20 Tr. Gelum oral (nach Verordnung), Rote-Bete- oder Sauerkrautsaft. Bittermittel, z. B. Chelidonium Homaccord, Amara Tropfen. Bildliche Vorstellung von den Heilkräften der Nahrung, die das Gesunde im Körper stärken, Krankes bekämpfen.

- **Nach dem Mittagessen**
  - wird in der Regel eine Ruhepause von einer halben, besser eine Stunde Dauer erforderlich sein. Sie dient auch der Distanzierung von bedrängenden Erlebnissen des Vormittages und deren Einordnung. Tiefenatmung bewußt geschehen lassen!
    Falls Vitamin A/E-Präparate verordnet wurden, ist deren Einnahme nach dem Mittagessen günstig, evtl. auch Johanniskrautsaft.

- **Nachmittag**
  - Zwischenmahlzeit, vorzugsweise Sanoghurt und/oder Rohkost im Wechsel, Rote-Bete-Saft. Falls verordnet: Injektion eines Mistelpräparates in ansteigender Dosierung nach spezieller Anweisung.

- **Das Abendessen**
  - falls verordnet, ein Enzympräparat vorweg (z. B. Wobe Mugos), Einleitung mit einem Grünsaft (Löwenzahn oder Brennessel von 10 auf 30 Eßlöffel steigern). Das Abendessen soll einen variierbaren Vollkornanteil haben, möglichst oft als Frischkornbrei, eventuell in kochendes Wasser eingerührt (enthält krebswidrige Phytinsäure) mit durchwärmenden Gewürzen (z. B. Majoran), Buchweizengrütze, Hirsebrei, Risotto (Naturreis). Zusatz von Amylatin. Rote-Bete-Saft (Tagesmenge 1 Liter). Häufiger Möhrengemüse. Magnesiumhaltige Bitterwässer.
  - wenn irgend möglich Arbeit im Garten, Spaziergang.

- **Die Gestaltung des Abends**
  - möglichst wegkommen von passivem Zeitvertreib, z. B. gewohnheitsmäßigem Fernsehen.
  - Bedingungen schaffen für Gespräche im Familienkreis, Anschluß suchen an Selbsthilfegruppen oder

Initiativen für Gesprächskreise (z. B. über Kirchengemeinde)
- Diskussionen über Bücher, z. B. Kräfte der Selbstheilung (D. T. Jaffe); Psychotherapie gegen den Krebs (C. le Shan); Versuch einer Selbstheilung (V. van Ogtrop); Die Führung zur Meditation (K. Tilmann), viele weitere Bücher, je nach Interessenlage und Bedarf.
- Überwärmungsbäder nach Schlenz zweimal pro Woche, eventuell, bei Verträglichkeit, Sauna (z. B. Heimsauna oder Thermobil).

3. *Basismaßnahmen und Arzneien*

(Übersicht und persönliche Auswahl – bedeutet keine Abwertung nichterwähnter Mittel)

● **Symbioselenkung** (s. S. 85)
- Einleitung mit Ozovit (1 Woche), anschließend Symbioflor I und II, jeweils 4 Wochen lang oder Milchsäurebildner + Mutaflor.

● **Zur resolvierenden Therapie nach Aschner**
- Conium und Thuja similiaplex, 3 × tägl. 15 Tr.

● **Zur ausleitenden Therapie**
- z. B. Panchelidon, Quassia similiaplex, Galiumheel

● **Misteltherapie** (s. S. 75)
- nach Verordnung: Abnoba-Viscum, Eurixor, Helixor, Iscador, Iscucin.
- Verabreichung nachmittags in rhythmisch ansteigender Dosierung.

● **Enzymtherapie** (s. S. 81)
nach Verordnung: Wobe-Mugos (vorzugsweise als Klistier).

- **Umstimmungstherapie** (s. S. 82)
  - Phosphor-Präparate, z. B. Phosphor-Homaccord, Polyerga, Elpimed, homöopathische Schlangengift Präparate: Lachesis

- **Zellfermentregeneration nach homöopathischen Prinzipien**
  - Ubichinon compos
  - Katalysatoren des Zitronensäurezyklus
  - Glyoxal compos
  - Neytumorin®

- **Präparate mit Rechtsmilchsäure** (s. S. 86)
  - ergänzend zur täglichen Nahrung (Sanoghurt, Molke, hochwertige Buttermilch, Dickmilch, milchsaure Gemüse)
  - Gelum oral, Stropheupas forte

- **Spurenelemente**
  - Molybdän compos
  - z. B. Selenase, Cefasel forte, **Spirulina**
  - Mischpräparate

- **Vitaminzufuhr**
  - Sanddorn (ungesüßt), z. B. Weleda
  - Hagebutten
  - Karottensaft, milchsauer
  - Weizenkeime
  - A-E-Mulsin forte

- **Bei Neigung zu depressiver Verstimmung**
  - Johanniskrautsaft

- **Zur Immunmodulation:**
  - falls verordnet:
  - Mistelpräparate (s. S. 75)

- Neytumorin®
- evtl. Gegensensibilisierung nach Prof. K. Theurer
- evtl. Milzpräparate (z. B. Polyerga®)
- Milzpräparat, Prosplen® Dragees
- Schwarzkümmelöl
- Basenpräparate
- Alfalfa- und Eleutherokokkuspräparate

- **Zur Stimulierung der Zellatmung**
  - Rote-Bete-Saft oder -Pulver
  - Gelum oral rd.
  - Rechtsmilchsäure (s. o.)
  - Johanniskraut (s. o.), möglichst Zubereitungen reich an Hypericin

- **Nosodentherapie**
  - „Heilmittel des Terrains", zur Anregung der Antikörperbildung, nach individueller Verordnung, s. Spezialliteratur Fa. Heel, Baden-Baden oder Fa. Pascoe, Gießen

- **Hochfrequenzfelder nach Prof. E. Schliephake**
  - Durchflutung von Hirnbasis und Milz dreimal, später einmal wöchentlich, zur Abwehrsteigerung

Eine fast verwirrend große Zahl von Präparaten wurde genannt. Zur Bewertung sei auf die vorausgehende Besprechung verwiesen (s. Seitenangaben). Ein großer Teil davon ist als unbedenkliches Basisprogramm geeignet. Ein weiterer wichtiger Teil bedarf der individuellen Verordnung und Abwägung (wie angemerkt). Niemals sollte dieses Basisprogramm vernachlässigt werden, niemals aber auch darüber spezielle Therapien ausgeschlagen werden. Vielfach gewinnt die konventionelle Therapie durch diese Basisbehandlung, die den Patienten im Ganzen aktiviert und stärkt, Entscheidendes und wird besser vertragen.

Dabei sind, das sei ausdrücklich erwähnt, andere Maßstäbe angelegt, als es die Hochschulmedizin tut. Es geht also nicht um eine Wegführung von der Hochschulmedizin oder ihre Ablehnung, sondern um wichtige, andersartige Ergänzung und Erweiterung: Zur Aktivierung und Stärkung, zum Leben.

Zur Bewertung und Verlaufskontrolle der unkonventionellen Methoden in der Tumortherapie

Jeder verantwortungsbewußte Arzt wird für seine Patienten die

wirksamste
sicherste
schonendste Therapie

mit gleichzeitig möglichst wenig unerwünschten, bzw. schädigenden Begleitwirkungen (Nebenwirkungen) herausfinden wollen.
Seit die Medizin in die Kostenkrise geraten ist, werden neben den Nutzen/Risiko-Abwägungen vermehrt auch Nutzen/Kosten-Verhältnisse geprüft. Mittel mit unbewiesenem oder fragwürdigem Nutzen werden aus medizinischen, ethischen und ökonomischen Gründen abgelehnt.

Leider sind die Wirkungen der unkonventionellen Therapiemethoden nur wenig dokumentiert und müssen daher offiziell als wenig bewiesen gelten. Gute Erfahrungen werden eben nicht als objektive Beweise akzeptiert. Naturheilkundlich orientierte Therapie beruht noch immer überwiegend auf individueller Erfahrung. Deshalb ist hinsichtlich der Wirksamkeitsbeweise die Distanz zwischen den offiziellen, eingreifenden und den inoffiziellen, naturorientierten Therapieansätzen eher noch größer geworden. In diesem kalten Beweisklima hat die Naturheilkunde nur aufgrund ihrer individuellen Erfolge **und** ihrer emotionalen Nähe zu den betroffenen Menschen überlebt – und dabei erstaunliche Überlebenskraft gezeigt.

Allerdings sollten auch biologisch orientierte „unkonventionelle" Therapien (insbesonders die Misteltherapie) möglichst gezielt und kontrolliert angewendet werden. Derzeit werden diese Methoden vor allem adjuvant, d. h. ergänzend und unterstützend zur konventionellen, lokal tumorbeseitigenden Therapie gebraucht. Unkontrollierte Therapie-Versuche sind abzulehnen.

Die naturorientierten Methoden zielen in erster Linie auf die Selbstheilungskräfte des Organismus, die im Immunsystem organisiert sind. Dieser Ansatz ist auch deshalb wichtig, weil die konventionellen Methoden die Selbstheilungskräfte oft nicht anerkennen, bzw. das Immunsystem schwächen.

Deshalb sollte mit der Anwendung von komplementären Therapien die Reaktion des Immunsystems beachtet werden. Die Bestimmung der Lymphzellen und ihrer Untergruppen (Lymphozytensubpopulationen) im Blut ermöglicht nach derzeitigem Kenntnisstand die eingehendste Beurteilung der Immunreaktion.

Neben den Makrophagen sind die Lymphzellen die wichtigsten Komponenten der körpereigenen zellulären Tumorabwehr. Einzelne Tumorzellen und sogar solide Tumoren bis etwa Warzengröße können vom Immunsystem auch alleine erfolgreich bekämpft werden. Doch ist auch bei größerer Tumorausbreitung, zusätzlich zu eingreifenden Maßnahmen (Operation, Bestrahlung, bedingt auch Cytostatika), die – dann advurante – Heilungsunterstützung durch das Immunsystem unbedingt wünschenswert. Da nicht alle Lymphzellarten in gleicher Weise der unmittelbaren Tumorabwehr dienen, ist die Bestimmung der Lymphzellenunterfraktionen sinnvoll für den Verlauf und für die Therapiekontrolle. Wichtig für die aktive zelluläre Abwehr sind neben den erwähnten Makrophagen (deren Aktivierung durch Desoxycholsäure erfolgt) die T4-Lymphzellen (auch als T-Helfer-Lymphzellen bezeichnet), sowie die NK-Zellen. Deren – eventuell

überschießende – Aktivität kontrolliert der Organismus mittels der T8-(= T-Suppressor-)Lymphzellen. (Nach ihren laborchemischen Markern [Oberflächenantigenen] werden die T4-Lymphzellen manchmal auch als CD3/CD4+-Zellen; die T8-Zellen als CD3/CD8+; die NK-Zellen als CD3/CD16+56+-Zellen bezeichnet: dies nur zur Interpretation eines eventuell alternativ ausgedruckten Analyse-Befundes.) Weitere Lymphzellfraktionen stellen die immunglobulinbildenden B-Lymphzellen (CD3/CD19+) – die für die serolopische Aneinandersetzung mit äußeren Krankheitserregern (Viren, Pilzen, Bakterien) wichtig sind –, sowie die aktivierten Lymphzellen (CD3/HLA-DR) – wichtig bei Autoimmunkrankheiten.
Die erwünschten Normalwerte im Blut (Blutuntersuchung zur Immunkontrolle z. B. zur Verlaufs- und Therapiekontrolle bei Tumorkrankheit oder -gefährdung) sind

Lymphzellen gesamt (CD3-markiert):	1200–3000/µl
T-Helfer-Zellen:	500–2000/µl
T-Suppressor-Zellen:	200–1500/µl
NK-Zellen:	100–1000/µl
Aktivierte Lymphzellen:	0– 200/µl

Unter-, aber auch Überschreiten der genannten Werte zeigt jedenfalls eine ernstzunehmende Immunstörung an. Besonders **wichtig für die aktuelle Immunsituation ist der Quotient aus T-Helfer- zu T-Suppressor-Zellen (= T4/T8-ratio).**
Dieser Wert sollte zwischen **1,0 bis 3,5** liegen.

Zumindest bei Abweichungen von den genannten Meßwerten ist eine fundierte, sorgfältige Immuntherapie erforderlich. Deren Ansprechen ist anhand der später ermittelten Meßwerte zu kontrollieren und erforderlichenfalls nach Dosis oder Art zu modifizieren.
Bespielsweise steigen bei **Mistel**injektionen **in niedriger Dosierung** (optimale Stoffwechselversorgung und Reak-

tion vorausgesetzt) in der Regel die T4- und die NK-Zellzahlen an. Bei höherer Dosierung steigen auch die T-Suppressor-Zellzahlen an.
Weiterhin können zur Kontrolle und eventuellen Modifikation der Misteltherapie dienen

- der Temperaturanstieg auf – in der zweiten Tageshälfte verabreichte – Mistelinjektionen, günstig: Körpertemperaturanstieg um 0,5° C–1° C für 1–4 Stunden, dann leichtes Schwitzen
- Multitest-Merieux (= Haut-Stempeltest):
  Score 5 mm bei Frauen
  10 mm bei Männern
- Hautrötung und leichte Schwellung um die Injektionsstelle, bis 3 cm im Durchmesser

Mit der Messung und der Kontrolle zentraler Immunparameter ist inzwischen eine differenziertere, rationalere und kompetentere (ergänzende) Immuntherapie bei Tumoren, gegen Rezidive oder Metastasen, aber auch zur Prophylaxe, möglich geworden.
Allerdings hat auch die Immuntherapie ihre Grenzen – wie jede Therapie, wie alles im Leben. Tumorrezidive oder -progressionen können auch bei normalen Meßwerten für die Immunparameter auftreten – wie auch nach allen anderen Therapien. Noch immer gibt es keine absolut sichere Tumortherapie, gleich welcher Art. Auch neue spektakuläre Therapien sind bisher schnell an ihre Grenzen gestoßen.
Andererseits lernen wir ständig weiter, immer genauer und neuer die Immunfunktionen zu fördern – und so mit den vorhandenen, einfachen Mitteln weiterzukommen. Die Möglichkeiten der natürlichen Therapie, ergänzend zu eingreifenden Maßnahmen, werden so immer weiter getragen.

Es gibt gute Gründe zur Hoffnung.
Bleiben wir dran.

Adressen

Individuelle Probleme der Rehabilitation und Lebensgestaltung nach erfolgter Behandlung sollten Sie offen mit Ihrem Hausarzt besprechen.
Informationen können Sie auch erhalten über die

Bundesarbeitsgemeinschaft für Rehabilitation
Eysseneckstr. 55, 60322 Frankfurt/Main

Dachverband Psychosozialer Hilfvereinigungen e. V.
Thomas-Mann-Str. 49a, 53111 Bonn

Frauenselbsthilfe nach Krebs
L4/9, 86161 Mannheim, Tel. 0621//24434

Für die speziellen Möglichkeiten und Probleme von Harn- und Stuhlableitungen sind wertvolle Kontakte und Informationen zu erhalten über die Deutsche Ileostomie – Kolostomie – Urostomie – Vereinigung e. V.
Kammergasse 9, 85354 Freising

Sachverzeichnis